MÉDECINS ET MÉDECINE

EN ÉTHIOPIE

MÉDECINS ET MÉDECINE

EN ÉTHIOPIE

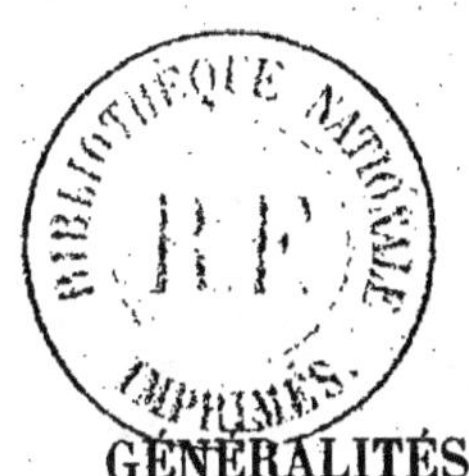

GÉNÉRALITÉS — PATHOLOGIE MÉDICALE

PATHOLOGIE CHIRURGICALE ET ACCOUCHEMENTS

MÉDECINS ÉTRANGERS EN ÉTHIOPIE

PAR

LE DOCTEUR MÉRAB

MÉDECIN PARTICULIER DU NÉGUS MÉNÉLIK II

PARIS

VIGOT FRÈRES, ÉDITEURS

23, Place de l'Ecole-de-Médecine, 23

1912

EN PRÉPARATION :

1° IMPRESSIONS D'ÉTHIOPIE : Voyages ; Notice historique et ethnographique ; Peinture impartiale de la vie, du caractère et des mœurs des Abyssins, de la Cour, des institutions civiles, politiques et religieuses ; Origine israélite de l'Empire des Négus et légende de la Reine de Saba.

Avec une carte, 150 illustrations et 30 dessins originaux d'un artiste abyssin ; un volume de 700 pages in-8.

2° MÉTHODE ABYSSINE ET FRANÇAISE, pratique et facile, pour enseigner le français aux Abyssins, ou, à volonté, l'abyssin aux Européens, sans maître et en 100 leçons, suivie de dialogues.

3° LA VIE NATIONALE, tableau de mœurs géorgiennes contemporaines (en collaboration avec le T. R. P. Mérab).

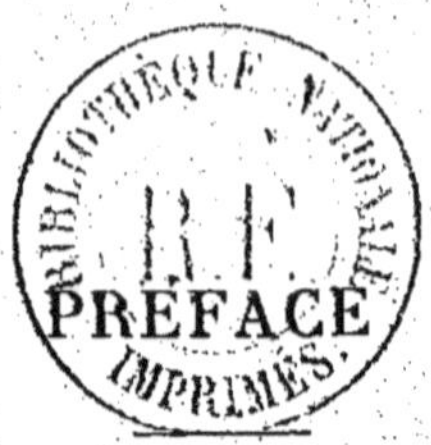

PRÉFACE

Ayant l'honneur d'être le médecin particulier de S. M. I. le Négus Ménélik II, et étant en même temps chargé d'assurer le service médical et pharmaceutique du dispensaire installé au Palais, où plus de 20 malades me donnent journellement prétexte à observations aussi variées que multiples, je suis frappé de l'état sanitaire parfait de ce valeureux peuple abyssin, sain d'esprit comme de corps et pourtant tant décrié sous tous rapports.

En les examinant de près, je m'aperçus qu'ils savaient eux-mêmes poser leurs diagnostics, se soigner et se guérir admirablement des petites misères que le régime le plus naturel et le climat le meilleur (le plateau éthiopien est véritablement l'Eden Africain), n'évitent pas à la pauvre nature humaine. Cette vision n'était qu'un côté particulier et non des moins intéressants pour nous, de la vie de cette nation, reflet vivant, quoique blafard, de l'antiquité égyptienne et hébraïque disparue. Reproduire ce reflet avant qu'il ne pâlisse davantage devant le soleil de la civilisation occidentale, fixer dans ses grandes lignes cette image que menace le badigeon du Progrès universel, a été mon but dans les *Impressions d'Ethiopie*, dont le présent fascicule ne formait qu'un dernier et spécial chapitre.

Le désir, auquel on doit toujours obtempérer, d'un ami comme le distingué Dr Dubreuil-Chambardel, mon ancien condisciple à la faculté de Paris, a pu seul modifier mon plan et me faire livrer séparément à la publicité un sujet qui faisait primitivement partie intégrante des *Impressions*, lesquelles sont indispensables à la compréhension de ce sujet, comme description du milieu matériel et intellectuel où s'est développée la science médicale.

Je tiens seulement à m'excuser de bien des détails qui seront taxés par les uns de prolixes et d'inutiles, mais que d'autres trouveront peut-être à leur place, car je sais d'avance qu'une jeunesse studieuse sortie des Ecoles des Capucins d'Obok, de Djibouti et de Harar, lit et critique, avec cet esprit minutieux et processif qui caractérise les Abyssins, tous les écrits qui ont trait à leur pays.

Dr Mérab.

Adis-Abéba, 10 juin 1910.

CHAPITRE PREMIER

Généralités : Origines de la Médecine Éthiopienne : Art et non Science ; plus de simples que de théories ; prêtres, scribes, sorciers ; pour être un « Grand Médecin » ; les amulettes ; ignipunctures, ventouses scarifiées, sangsues.

———

La Médecine est véritablement l'arbre de la science du bien et du mal ; celui dont le fruit rend le disciple semblable à Esculape ; c'est la connaissance du monde et de soi-même ; elle donne la clef du mystère de la vie physique et psychique : *Psychologus nemo, nisi physiologus* ; elle est la science universelle en tant que science de l'homme, ce *microcosme* ; elle est comme l'extrait, la quintessence de toutes les connaissances humaines qui s'épuisent pour nourrir cette Reine de leur sève ; c'est elle, enfin, qui réalise au mieux pour celui qui en est pénétré, celui qui ne se borne pas à rédiger une ordonnance et à prescrire, nouveau Purgon, un clystère à chacun de ses clients, le précepte cher à Socrate : γνῶθι σεαυτὸν, connais-toi toi-même, qui résume toutes les règles de l'hygiène physique, mentale et morale.

Ainsi comprise, elle n'est point connue des Ethiopiens, peuple peu observateur et peu philosophe ; mais, prise comme l'ensemble des moyens de guérir, elle est en pratique chez eux depuis évidemment les temps où elle se confondait avec la théologie, c'est-à-dire depuis les temps pharaoniques ; et, ce qui est fort remarquable, elle est en grande partie pratiquée, encore aujourd'hui, par le prêtre, cet omniscient des civilisations primitives. Avec ce caractère mystérieux et profond dont le prêtre se revêt, grâce à une lucarne ouverte sur l'au-delà, il a en tous temps exercé une fascination irrésistible sur celui qui ne connaît de l'existence que les manifestations matérielles et les préoccupations temporelles, ou, pourrais-je dire, les occupations corporelles. Quoiqu'en Ethiopie le prêtre ne s'isole guère du reste des humains, exception faite de quelques moines ascètes, quoiqu'il ait leur costume, leur genre de vie, et, grâce au mariage, leur vie de famille et des champs, il reste encore un personnage à part qui emprunte de celui dont il se dit le ministre, quelque chose de sa science et de sa puissance.

La Médecine fut d'abord sacerdotale, comme la plupart des sciences, d'ailleurs ; car le prêtre était seul capable de faire abstraction du monde des sens pour porter l'âme aux idées générales et spéculatives. Prêtres, poètes et philosophes, ce furent les fondateurs et les continuateurs de cette science ; Mélampe, les Periodeutes, les Asclépiades, Aristote, fils de médecin et médecin lui-même, en sont une preuve. On sait que, sous Louis XIV encore, le chancelier de l'Université, qui était toujours un chanoine de Notre-Dame, investissait le récipiendaire tombé à genoux du titre de *Docteur*, en le bénissant au nom du Saint-Siège : « *Auctoritate Sanctæ Sedis Apostolicæ... do tibi licentiam legendi, interpretendi et faciendi medicinam.* » Si le philosophe médecin a peu à peu remplacé chez nous le prêtre-médecin, il n'en est pas de même en Ethiopie, qui est restée à la période théologique de son évolution.

L'Inde fut le berceau de la Médecine : les hymnes védiques apprennent à soigner la lèpre, la phtisie et surtout les morsures des serpents qu'on adorait pour leur méchanceté. Serait-ce là l'origine du serpent attribut d'Esculape, avec le coq et la coupe? Ou bien ce rusé animal symbolise-t-il la prudence dont on doit se munir dans cet art ? Pour d'autres le serpent représente le génie bienfaisant, comme le prouve le serpent élevé dans le désert par Moïse et qui sauvait tous ceux qui levaient les bras vers lui. Le fait est qu'ici, parmi les Gallas, le serpent est presque un animal sacré et quand un Galla en rencontre un, il lui tend du beurre au bout d'un bâton en le suppliant de se retirer : « *Va-t'en ! Va-t'en !* »

La Médecine était également en honneur en Egypte dont les prêtres connaissaient 700 remèdes, presque autant que les *debtéras* (scribes) et sorciers de l'Ethiopie d'aujourd'hui ; on s'instruisait de l'Art de guérir dans les Ecoles de Thèbes, Memphis, Saïs... Le papyrus d'Ebers, datant de 1.500 ans avant J.-Ch., porte l'idée de la circulation sanguine ignorée par les Abyssins, et qui ne fut découverte par les Occidentaux qu'au xviie siècle (Harvey, 1620) : « Si le médecin presse le bras ou la jambe, il doit trouver le cœur, car les vaisseaux circulent dans les membres, et il est nommé pour cela le centre des vaisseaux... »

S'il est vrai, comme le soutient Morié après Champollion, que l'empire éthiopien de Méroé a donné naissance à l'Egypte, ce dont nous parlons au *Précis d'histoire*, chap. iii, il doit être également vrai que les élèves de la Thébaïde soient les nourrissons des Hippocrates éthiopiens. On a des momies de rois et de reines d'Abyssinie au couvent de Réma-Médhani-Alem, dans le Nord-Ethiopien ; cette coutume, disparue depuis le Christianisme, était connue parmi les Méroïtes, et c'était le prêtre-médecin qui embaumait les morts ; bien des recettes médicales ont dû descendre, avec les simples, des sources du Nil vers les plaines de l'Egypte ; les essences qui servaient à l'embaumement venaient aussi d'Ethiopie et du sud de l'Arabie ; l'encens, la myrrhe et d'autres produits antiputrides ne viennent point en Egypte.

Ne pouvant connaître ce qu'étaient les médecins méroïtes et égyptiens, nous pouvons les étudier dans leurs descendants d'aujourd'hui, sinon en Egypte, trop remaniée, du moins en Ethiopie, laissée intacte par tous les envahisseurs. C'est ainsi que pour nous douter de ce que pouvait être la civilisation de nos aïeux d'il y a 3 ou 4.000 ans, nous étudions les peuples restés primitifs et habitant des climats analogues : histoire aussi vivante qu'invariable écrite en actes par la force appelée tradition et hérédité, ces peuples disparaissent malheureusement sous le crépi de la civilisation occidentale qui tend à faire de la Planète une masse aussi difforme qu'uniforme.

La Médecine des Hébreux est peu originale ; Abraham connaissait les doctrines des Brahmans ; il puisa aussi la sagesse en Egypte ; Moïse emprunta à la féconde vallée du Nil bien des préceptes d'hygiène. Chez les Israélites également, c'étaient les Lévites qui remplissaient les fonctions de médecins : il leur fallait bien avoir des données d'anatomie pathologique pour discerner les viandes malades que la loi défendait de brûler en holocauste et de consommer. Quand, vers 950 avant le Christ, le Judaïsme s'implanta en Ethiopie avec Ménélick Ier, issu de la reine de Saba, énamourée de Salomon (voir chap. X : *Origines Israélites des Abyssins*), les Ethiopiens ont dû profiter de ces connaissances ; mais peu, car la médecine de ces temps devait être celle des simples, et la flore de la Judée diffère de celle de l'Abyssinie.

Les Arabes n'ont pas laissé grand'chose comme science : car, d'abord, ils ont passé comme un torrent dans le pays ; ensuite les Arabes orientaux ont fait plus de théologie que de sciences, à l'inverse de ceux de l'Occident ; enfin les conquérants songeaient d'abord à convertir, puis à instruire à l'inverse des missionnaires catholiques ou protestants pour qui l'instruction des masses est le moyen de conversion. Il faut aussi remarquer que l'Ambara (Abyssin chrétien) a une horreur invincible pour tout ce qui est musulman : il y a à peine cinquante ans, au temps du voyageur français Rochet (d'Héricourt), qui vint nouer des relations entre son pays et Sahlé-Sellassé, grand-père de Ménélik II, les Abyssins n'usaient pas de café pour la simple raison que les Musulmans en usaient ; encore sous nos yeux, les Abyssins ne consomment pas de kât (*celastrus edulis* sorte de thé à propriétés excitantes et antiaphrodisiaques) parce que les Mahométans en « mâchonnent comme des chèvres » continuellement. Il est certain cependant que les Abyssins tiennent des Arabes, soit directement, soit par l'intermédiaire des Coptes, beaucoup de leurs pratiques : la sudation dans l'avarie, comme nous le dirons dans l'article *Syphilis*, le massage, les ventouses, etc. On sait que le moyen âge avait pour guide en pharmacopée *l'anti-*

dotaire Nicolas, de Nicolas Merypsus de l'Ecole arabe d'Alexandrie : à plus forte raison cet ouvrage devait-il inspirer les Ethiopiens; je ne puis cependant pas l'assurer, car leurs écrits en la matière, apocryphes comme presque tous leurs parchemins, ne le mentionnent pas. — Les Grecs ont aussi certainement contribué à l'éducation médicale comme à la civilisation des Ethiopiens, car ils ont de tout temps été les Européens les plus nombreux en Abyssinie, comme c'est le cas encore aujourd'hui, où, à eux seuls, ils dépassent en nombre tous les étrangers réunis.

Nous arrivons ainsi, en médecine, à la même conclusion qu'en ethnographie : origine hétéroclite. On sait, en effet, que le mot Abyssin viendrait d'une racine arabe qui signifie « mélanger », ce que les Latins auraient traduit par *convenœ*. Leur science médicale n'est pas moins « mélangée » que leur race, à la formation de laquelle ont contribué Egyptiens, Juifs, Arabes, Coptes, Grecs, Indiens et races négroïdes dites Nilosiques.

Comme c'est encore pour beaucoup de simples aujourd'hui (je parle des esprits et non des herbes) l'art médical de ces temps reculés devait être *id quod est propter, therapeuticen*; cette thérapeutique consistant surtout en plantes et produits animaux qui sont aujourd'hui ce qu'ils étaient hier, dans le même pays, nous pouvons induire que la médecine abyssine est, pour la pharmacopée du moins, ce qu'elle était il y a 3.000 ans et plus. En d'autres termes, la médecine existe ici comme art, τέχνη d'Hippocrate et non comme science. Or, la médecine est tout à la fois art et science ; ceux qui pensent le contraire réduisent les « princes de la science » au rang d'empiriques, autant dire de charlatans et rebouteurs ; « La Médecine est un art dans ses applications quotidiennes et une science dans son ensemble » (Littré) et l'on sait que l'illustre Claude-Bernard, « la Physiologie » comme on a appelé ce physiologiste, s'indignait quand on lui soutenait le contraire : « La Médecine est une science, et une science immense », répliquait-il vivement. Quel n'eût pas été son dépit s'il avait vécu en Ethiopie où il m'a été impossible de trouver l'origine, dans l'esprit d'un Abyssin, d'une maladie quelconque, du *Kousso* (ver solitaire), par exemple, maladie nationale. N'allez pas chercher ici des théories, l'animisme ou le vitalisme, l'organicisme ou le déterminisme, l'iatro-mécanisme ou l'iatro-chimie ; tous ces mots grandiloquents importent peu au médecin indigène qui, par son naturel indolent, abonde dans le sens de Magendie: « Tout cela ne sont que des paroles,..... en entrant auprès du malade, on doit laisser les théories au vestiaire ! » Il ne cherche même pas à faire le diagnostic ; c'est le malade qui le lui donne ; tout son art consiste à faire des combinaisons de simples et à chercher à persuader que le remède qu'il indique ou qu'il remet est infaillible. L'homéopathie et la dosimétrie ne sont surtout pas son faible, et c'est, d'ailleurs, quand la dose est celle d'un bœuf et l'effet monstre, selon une expression vulgaire, que le client est le plus satisfait. Les doctrines de Hahnemann n'ont pas fait, et ne feront pas, d'ici longtemps, beaucoup d'adeptes parmi eux. Il ne se tourmente guère du *similia similibus* et du *contraria contrariis curantur*, mais voyant que, dans le mal suprême, les selles sont molles, il durcit les œufs et en donne à ingurgiter autant que possible : que peut faire l'œuf dur que de durcir les excreta. C'est proprement le rationalisme en médecine, système qui a fait faire tant d'écarts à nos devanciers et qui continue ses ravages en sociologie encore sous nos yeux en Europe.

A voir l'abus qu'ils font des purgatifs, et par ce que j'ai pu leur tirer d'idées de la tête, il me semble qu'ils sont partisans de la théorie humorale, cette théorie renouvelée aujourd'hui de Galien sous la dénomination savante de *toxines* et que nos pères désignaient plus simplement, et surtout plus élégamment, par le terme d'*humeurs peccantes*. En outre, le médecin indigène est essentiellement partisan de l'*empirisme*, fondé par l'Egyptien Sérapion (300 ans av. J.-Chr.) : il observe le malade ou mieux l'effet de ses drogues et se garde de se perdre dans des hypothèses : d'ailleurs son esprit, dépourvu des ailes de l'imagination, comme nous le disons ailleurs (*caractères et mœurs des Abyssins*, chap. IX) ne lui permet pas de se perdre dans les nuages de conceptions métaphysiques, après l'avoir soustrait aux réalités tangibles. La *polypharmacie* lui vient également de l'Ecole d'Alexandrie.

———

Il n'existe pas d'enseignement médical officiel ni théorique, ni pratique; il n'y a pas de titre de « docteur » qui apparaît chez nous, pour la première fois, à la fameuse Ecole de Salerne, *civitas Hippocratica*, au xi° siècle; les médecins empiriques se nomment *onoguicha*; « Hakime », d'un mot arabe qui signifie « savant, sage, philosophe », désigne plutôt le médecin européen. Il y a bien le mot *debtéra* qu'on traduit par docteur; mais les debtéras, au lieu d'être des docteurs en médecine, sont plutôt des savants, des lettrés d'une façon générale, des *scribes* qui prétendent même descendre des Scribes de l'Ecriture; ce sont les *ulémas* du pays; leur ordre remonte au Négus Gabré-Maskal qui l'institua vers le commencement du xiv° siècle; ils s'occupent surtout de lettres, de théologie, de chants, danses et cérémonies cultuelles et aussi de magie (voir *Religions de l'Ethiopie, Superstitions, Magie*, chap. VII); enfin ils ne se font pas faute de soigner ceux qui s'adressent à eux. — Il y a une autre classe de gens qui font l'exercice illégal de la médecine; ce sont les *tankoë* ou sorciers magiciens, qui, pour la modique somme de 1 à 2 thalers (la valeur du thaler varie suivant le cours de l'argent métal, entre 2 fr. 20 et 2 fr. 80) entreprennent un fort long traitement où les formules et pratiques cabalistiques tiennent autant de place que les simples. Ces médecins d'un nouveau genre ne sont pas les moins achalandés; ils font des diagnostics qui, s'ils n'ont pas la rigueur et l'infaillibilité des mathématiques, en ont du moins la méthode : ils s'informent du nom du malade, du mois et de l'année où le mal a débuté et après des supputations laborieuses, ils vous indiquent l'organe en souffrance, sans avoir omis de vous demander tout d'abord les symptômes que vous ressentez. Il m'est

arrivé de les voir placer le foie là où la nature mit la rate, et
l'estomac à l'endroit des poumons, ou inversement ; mais
enfin, le malade n'est pas venu pour une leçon d'anatomie !
Il n'y a d'ailleurs moyen d'y voir goutte, tellement ces
élucubrations sont enchevêtrées ; les parchemins qu'ils
feuillettent à vous donner la vision d'un alchimiste du
moyen âge, ressemblent, à s'y méprendre, aux tables des
logarithmes. Quant au traitement, c'est $2+2=4$. Il est
indiqué dans la suite des pages par de complexes renvois.
D'autres fois le sorcier consulté s'adresse directement au
« Père de la science... du mal ». Nous mentionnons
ailleurs ces évocations au démon qui vient indiquer les
remèdes : c'est généralement le sacrifice d'un bouc noir
ou roux dont le sang ou la graisse épiploïque doit être
mélangé avec la pelure de tant de graines d'une certaine
plante, recueillie sur tant de pieds, etc. L'astrologie est
avec la magie, peut-on dire, la médecine éthiopienne,
comme c'était le cas au xiii° siècle encore, à la fameuse
Ecole de Montpellier, où l'on enseignait l'astrologie aux
futurs médecins.

Sauf pour les plaies et les traumatismes, et même pour
les plaies qui surprennent par leur durée et révèlent une
nature « diabolique » (cancer, ulcère phagédénique, lupus
vorax....), tout malade consulte d'abord un prêtre, un
scribe ou un sorcier ; ce n'est qu'après qu'il se montre au
médecin européen, quitte à revenir aux premiers pour peu
que notre art tarde à faire ses effets.

L'Ethiopie a à peine eu des compilateurs du genre
d'Oribase ou de Paul d'Egine, qui recueillirent « les fleurs
de leurs prédécesseurs ». Il y a bien en langue gheeze (langue antique et sacrée, comme le latin chez nous, parlée
par les Aghazis, descendants des pasteurs Kouschites, et
remplacée au xiii° siècle par l'Amharique, langue actuelle
des Amharas) des livres de médecine, d'astrologie et de
magie, manuscrits en parchemin, apocryphes pour la plupart ; mais ce sont plutôt des notes qu'on se transmet de
père en fils, ou qu'on laisse copier à des amis, contre
argent comptant et promesse sous serment religieux (le

serment *Ménilek-imout*, « par la mort de Ménilek » n'ayant pas assez de force en pareille circonstance) de ne les dévoiler à personne avant la mort. Ce sont surtout des hommes à tempérament charlatanesque, des esprits imperturbables et hardis, des alchimistes au petit pied, qui s'en emparent et les utilisent au plus grand avantage..... d'eux-mêmes. — Il n'y a jamais eu, en Ethiopie, de dissection de cadavres, ce qui est un sacrilège inouï et considéré comme une violation des morts, de même que c'était chez nous jusqu'à la deuxième moitié du XIVᵉ siècle, époque à laquelle eut lieu solennellement la première dissection à l'Ecole de Montpellier, près de 1.500 ans après Hérophile qui disséquait même des suppliciés vivants.

Peut-être trouverait-on dans les manuscrits des couvents, surtout dans ceux du Tigré et du Godjame, ceux des îles du Lac Tana (sources du Nil Bleu) un enseignement médical quelconque ; mais on ne nous les livre pas si aisément. Je me propose de faire plus tard ces recherches et de les publier. — Etant donné ce qui précède sur la personne et le bagage scientifique peu lourd du Hakime indigène, il n'est pas étonnant que ce corps social soit méprisé, tandis que chez nous, c'est la classe qui fournit le plus de grands hommes et de directeurs de la société, vu l'étendue de leurs connaissances et leur capacité à s'assimiler les sciences juridiques, philosophiques et sociales. Cependant ici, comme ailleurs, ce sont des hommes d'un génie bien au-dessus du vulgaire.

Il ne faut pas trop s'étonner de l'état rudimentaire dans lequel se trouve la Médecine en ce pays. On sait que le fameux Van-Helmont, de Louvain, qui vivait au milieu du XVIIᵉ siècle, précurseur des « Grands Saigneurs » du siècle de Broussais, se saigna tellement pour une gale, qu'il chancela sur ses genoux, « et je gardai ma gale ! » dit-il. Le même esprit original ayant lu 600 ouvrages médicaux arabes, grecs, et latins, abandonna cet art futile en laissant échapper cette boutade : « *Omnes libros eamdem cantelinam canentes* ! », « ces livres chantent tous la même antienne ! » Ce n'est précisément pas la même pensée qui m'arrive à l'esprit, quand je consulte pour la même maladie différents médecins abyssins, dont chacun me donne un traitement à lui. Je n'ai pu en trouver deux qui se ressemblent. Le même Van-Helmont croyait aux amulettes, aux songes, à la génération spontanée des souris dans un fromage.... en 1650 ! Quand on lira les médications extravagantes que je relate ci-dessous, en passant beaucoup sous silence, et non des plus excentriques, on est prié, pour ne pas trop rire des Abyssins, de se rappeler que Napoléon Iᵉʳ fut soigné par ses médecins à Ste-Hélène, avec une chemise de galeux, tandis qu'il avait un cancer gastro-hépatique, en 1821.

Si vous exercez en Abyssinie, sachez que ce que vous donnez doit avoir un goût, une couleur, une odeur, etc. ; qu'il pique, qu'il brûle qu'il emporte le mal avec les sens. Ainsi la quinine sera dégustée sans cachet et servira le plus souvent à rehausser l'amertume du café sans sucre ; le permanganate, dont la couleur saute aux yeux, même à la dilution de 1 pour 10.000, sera bien venu sur les plaies même à cette dose ; de même l'acide phénique à parfum pénétrant ; la teinture d'iode est ce qu'il y a de mieux, même et surtout sur les plaies vives. Le patient ne dira pas : « Cette médecine est forte ! » mais bien : « Ce médecin est fort ! » Et si, avec ces détails, même avec un bagage scientifique réduit, vous avez une superbe monture ; si le sol frémit sous la cavalcade de votre suite ; oh ! alors, tout le monde tremblera devant votre face, n'osant lever les yeux et chuchotant : « *Tillik Hakime.* » « C'est un grand Médecin. » Ce sera même votre surnom : libre à vous, par ailleurs, de rapporter la dénomination flatteuse à votre personne ou à votre cheval blanc. A défaut des qualités de Don Quichotte, celles de Sancho Pança peuvent suppléer au manque de connaissances techniques et de conscience médicale ; libre à vous de distribuer des pilules de *mica panis* ou de *bleu de métylène*, des potions d'*aqua fontis* édulcorées de saccharine et relevées d'eau de mélisse : une grosse panse prudemment posée sur une mule à pas lents, déambulant comme une mule d'Eminence grise (ou noire), inspire confiance aux naturels et tient lieu de tact, de prudence, de sens clinique et de conscience tout à la fois. *Qui potest capere, capiat!....*

Il m'arrive journellement de voir à mon dispensaire des malades portant deux ou trois colliers d'amulettes (*Ktab*) sur la poitrine. Ce sont des pochettes ou sachets triangulaires ou carrés de deux ou trois centimètres de dimension, en maroquin noir, rouge, jaune ou vert, rarement bleu (les autres couleurs ne sont pas connues en ce pays et la langue amharique pas plus que le galla n'ont de termes correspondants au violet, indigo, orangé et même bleu); la peau employée doit être de préférence celle de chien, de hyène, de bouc ou même la peau humaine, suivant les indications expresses du sorcier. Elles contiennent un verset du Coran chez les musulmans, des psaumes de David chez les chrétiens (on sait que les Psaumes de David sont le livre de chevet de tout homme qui sait lire, chez ce peuple qui se dit « descendant d'Israël) », des invocations, conjurations, formules cabalistiques ou enfin des mots d'une langue inconnue; le tout écrit en caractères gheezes. Voici ce que le distingué Balambaras Ghiorggis, un Epirote qui a passé la moitié de ses 84 ans en ce pays, en Hakime, en même temps qu'un capitaine de valeur, m'a appris à ce sujet. « Les apôtres demandèrent au Christ de voir l'enfer; le Christ les en dissuada, leur disant qu'ils en auraient peur et que rien que la fumée les glacerait de frayeur. Comme ils persistaient dans leur demande, le Christ leur en montra un peu la fumée; ils en restèrent 40 jours malades. Quand ils furent guéris, ils désirèrent avoir un moyen sûr d'éviter le feu éternel; le Christ leur donna les paroles qui suivent, qui sont les noms de la Divinité en une langue mystérieuse, ce qu'il n'avait concédé qu'à Abraham, à Moïse, à Marie et à la mère de Jean-Baptiste : *Rafou, Rafou, Rafou, Rakou, Rakou, Rakou, Naros* (tris), *Karos* (tris), *Fallos* (tris), *Tsiraël*, etc., etc. » Il existe aussi des paroles magiques de Moïse, dont le législateur des Juifs se serait servi pour briser la résistance de Pharaon par les dix plaies d'Egypte ; ce sont : *Sarosenna, Phinnaar, Belua-Ko*, etc. Tout cela se trouve dans des traductions en langue gheeze que le susdit Balambaras connaît aussi bien qu'un aborigène.

Il y a une centaine de ces mots consignés dans un ouvrage intitulé les *Apocryphes de Salomon* ; on les écrit sur des bouts de parchemins artistement plissés ; chacun est enfermé dans un sachet, et doit guérir d'une maladie déterminée, ou plutôt doit en préserver le crédule porteur. La consultation d'un sorcier ne coûte que la somme modique d'un quart de thaler à un thaler (60 centimes à 2 fr. 50).

Sur la poitrine bronzée des indigènes, ces bibelots pendent en coliers dentelés, comme les grigris sur le poitrail de leurs chevaux. Je ne puis m'empêcher d'interrompre quelquefois le sérieux d'une visite médicale pour interroger sur ces objets dont le sujet porte d'autant plus qu'il est atteint d'un mal plus difficilement curable : C'est un jeune homme d'une vingtaine d'années qui porte une dizaine d'amulettes : « Qu'est-ceci ? » lui demandai-je. — « Ça c'est pour me préserver des maux d'yeux ! » « Et cela ? » — « Çà, c'est pour me guérir des maux de tête ! » — « Et ce troisième ? » — « Celui-là, c'est contre le mauvais œil ! » et ainsi de suite des autres. Or, il se trouve que le pauvre garçon vient pour une conjonctivite granuleuse qui a carapacé sa cornée d'une lame vert mat, avec des douleurs frontales irradiées vers l'occiput causées par les complications. Que ne suis-je le Christ pour lui dire *l'ephphéta* curateur, ou au moins un *tankoï* pour le consoler par un quatrième collier de talismans ! J'ai bien garde de me moquer de ces pratiques ; je me taxerais d'une cruauté insigne, car ce serait tuer l'Espérance : « L'espérance, toute trompeuse qu'elle est, sert au moins à nous mener à la fin de la vie par un chemin agréable » (La Rochefoucaud). On lira plus loin l'admirable pratique de suggestion d'un scribe, que je ne pus qu'imiter.

Une autre coutume, que les esprits superficiels taxeront de superstitieuse, consiste, dans les cas de maladie contagieuse (grippe épidémique, angine), à ouvrir une porte supplémentaire à sa demeure ou à son enclos pour n'être pas obligé de se servir de celle par laquelle la maladie est censée être entrée et sortie. Un peu plus d'instruction, et c'est une porte ouverte à la désinfection des locaux, n'est-ce pas?

Ce rôle et cette importance du prêtre, du scribe et du magicien étant marqués, voyons les grandes lignes de leur thérapeutique médicale, laissant au chapitre *chirurgie* l'étude de leur arsenal chirurgical d'ailleurs fort simple.

.

Hippocrate dit : « *Quod remedium non sanat, ignis sanat* », le feu guérit ce que les remèdes n'ont pu guérir ; or, il n'est pas bien fréquent que les remèdes abyssins guérissent effectivement et radicalement ; d'où le recours constant au feu. Je n'ai guère vu d'Ethiopiens sans ces marques arrondies, qui semblent une estampille de race, surtout parmi les basses classes et que je prenais au début pour des cicatrices de gommes. Disons d'abord qu'ils portent, surtout parmi les Gallas et Gouragués, au bras droit et souvent aussi au bras gauche, cinq ou six marques de feu, sans aucun but médical : à l'époque de la moisson, les bergers, les paysans se réunissent, allument un grand feu, dansent, mangent, chantent et terminent la fête par une cérémonie destinée à leur donner de la force : des tisons de bois qui brûlent, l'un d'eux fait aux jeunes des pointes de feu ; vous les voyez après la première ou la deuxième application qui s'en vont courir de douleur et revenir se faire encore rôtir les chairs, jusqu'à ce qu'il y ait la dose tonique. J'en ai vu qui avaient le corps couvert de ces cachets de force : *ignis firmat*.....

Voici comment l'indigène applique le feu : Parmi les nombreux procédés, il y en a un qui est le même pour les hommes et pour les mulets ; c'est le traitement qu'on inflige à ces braves bêtes quand elles ont le dos couvert de plaies confluentes et putrides après 20 à 30 jours de marche, grâce aux selles mal adaptées : on rougit, dans un feu de bois et de bouse, une pointe de fer qu'on leur promène sur les chairs. Chez l'homme, c'est aussi une véritable opération de maréchal-ferrant, avec l'odeur repoussante de cuir brûlé. — Une méthode plus douce, mais moins courante, est de brûler sur le sujet la poudre d'un arbre dit *merenz* (*strychnos abyssinica*), en manière de moxa ; c'est exactement comme les Lapons qui utilisent le bouleau dans le même but. Mais sans aller si loin de l'équateur, les Éthiopiens savent, comme leurs voisins les Egyptiens de l'antiquité et les Arabes, brûler du coton comme moxa. — Un troisième mode, moins digne de l'Inquisition, aussi élégant que propre et original, consiste dans l'emploi d'une pièce de bois surchauffé par frottement : une pièce horizontale est percée d'un trou en entonnoir, ou d'un godet, pour recevoir l'extrémité taillée d'un bâtonnet ; un vigoureux gars, accroupi par terre, fixe par ses pieds préhensiles la pièce horizontale, et fait pivoter dans le godet le bâtonnet, à la façon dont on roule les cordes, entre la paume des deux mains ; la pointe s'échauffe et prend feu si on continue (c'est d'ailleurs ainsi qu'on fait du feu dans les provinces de l'Éthiopie où les allumettes n'ont pas encore pénétré) ; une pièce de vieux chiffon sec, placée en dessous, indique en s'enflammant que la température désirée est atteinte ; dès lors on porte la pointe vivement sur les parties malades. Admirable thermo-cautère qui ne coûte pas, comme celui de Paquelin, 100 à 120 francs ; n'a besoin ni d'essence minérale, ni de platine et qui ne se détériore pas aussi facilement. Il serait si aisé d'en fabriquer un dont un mécanisme à la main assurerait la rapide rotation, sur le principe de cet appareil improvisé.

Les indications des pointes de feu sont : douleurs non apparentes (névralgies) qu'elles soient de nature connue ou non ; plaies vives qui tardent à se cicatriser, de n'importe quelle origine (tuberculeuse, cancéreuse, syphylitique...)

Sur les plaies on intervient aussi de la façon originale suivante : on fait tomber dessus les « larmes de feu » d'une chandelle de graisse allumée ; dans les maladies d'yeux, telle que le trachome si fréquent ici, on estampille les tempes ; dans les gastralgies si communes, comme nous en avons tous plus ou moins souffert, on brûle tout le plastron s'étendant au devant de l'organe malade, y compris ses irradiations douloureuses (vers le dos...) ; il n'y a pas jusqu'au sac à malices des bossus qui ne reçoive quelques pointes de feu à la dérobée ; en somme on pique les malades au feu à propos de tout et de rien. *Abusus non tollit usum*, et je ne puis qu'admirer leur manière de faire et de doser, et surtout les résultats obtenus. Non moins admirable est la continuité de l'emploi de ce moyen héroïque depuis les temps les plus reculés jusqu'aujourd'hui : tandis que chez nous, il faut passer d'Hippocrate (v° siècle av. J.-Ch.) au milieu du xviii° siècle pour le revoir en pratique. Les pointes de feu forment la moitié de la médecine des Gallas et des autres tribus encore plus bas situées dans l'échelle ethnique dont l'Ethiopie présente une si riche gradation, depuis les Chaukallas et les Nouers jusqu'aux fiers et prétentieux Abyssins. C'est spécialement chez les Gallas que les pointes de feu sont le traitement des plaies cancéreuses et syphilitiques.

**

De saignées on ne connaît que la saignée locale, sous forme de ventouses scarifiées ou de sangsues qui abondent dans les ruisseaux. Je ne sais si c'est affaire de tempérament, de prudence ou de tradition, mais la saignée générale, la phlébotomie au bras, si répandue dans l'Orient entier et couramment pratiquée par les coiffeurs en Turquie et en Russie, est absolument ignorée en Ethiopie ; ce pays a de tous temps ignoré Broussais, le « Grand Saigneur » qui répandit, dit-on, autant de sang que Napoléon. Les Abyssins trouvent-ils qu'ils répandent déjà bien trop de sang dans les terribles guerres civiles et les razzias qui étaient quotidiennes avant la pacification du pays par Ménélik-le-Grand ? Ce n'est pas Ménélik qui se laisserait saigner 38 fois comme Louis XIV, dont le médecin avouait que peut-être il lui avait « échappé quelques coups de lancettes données à la dérobée ». C'est dans ce siècle de « pédants sanguinaires » qu'on allait jusqu'à saigner 13 fois en 15 jours un enfant de 7 ans, et que Guy Patin, médecin, se fit saigner 7 fois pour un simple rhume. On enlevait à un homme près de la moitié de son sang. Qu'on est loin de ces excès en Ethiopie : par leurs ventouses scarifiées, les Hakimes indigènes ne retirent même pas 100 grammes de sang !

La ventouse employée est la classique corne de bœuf, mollée à l'eau chaude, redressée et laminée, percée d'un trou à sa pointe pour aspirer l'air. Ne connaissant pas un traître mot de physique, les Abyssins n'utilisent pas une flamme de coton pour produire un vide relatif qui favorise l'aspiration du sang. Après entaille à la peau, on applique la cloche, et un gaillard, s'accroupissant derrière le malade, aspire longuement l'air et bouche le trou avec un peu de cire, du bout de la langue ; quant aux entailles elles sont faites avec la lame d'un couteau quelconque ou d'un rasoir ébréché qui n'a même pas passé à l' « appareil antiseptique » ; plus fréquemment avec le tranchant de tessons de bouteilles, ou d'éclats d'une roche siliceuse spéciale (roche obsidienne), noire et de texture vitrée qui sert de rasoir aux pauvres (Gallas, Gouragués, Ouallamos....).

Vous ne devineriez jamais où ce système de dérivation sanguine trouve son mode d'application la plus courante : Parmi les coiffures aussi variées que bizarres dont ce peuple s'orne le chef, vous remarquerez que beaucoup portent une tonsure à l'endroit ecclésiastique ; c'est au vertex, au point O du crâne, que les ventouses se dressent pour tirer le mal de tête. Ne confondez pas cette tonsure hygiénique, propre au sexe masculin, avec celle, nullement monastique, de femmes d'une certaine classe qui se sont empressées de faire leur, une coutume qui dit ce qu'elles voudraient paraître et ce qu'elles ne sont plus : chez la femme, la tonsure est le signe public de virginité ; elle disparaît le lendemain du mariage (voir *Vie Abyssine*).

Les indications sont presque celles des pointes de feu avec, en plus, la pneumonie et les affections à toux. La ventouse se dresse au siège de la douleur, sur les fesses aussi bien que sur le crâne, au thorax aussi bien que sur le dos du pied, pour une arthralgie comme pour une névralgie ou une pleurodynie. Une indication fréquente est la céphalée de l'influenza ou des accès palustres où j'ai vu opérer plus d'une fois : le malade se tient accroupi, la tête basse, les mains solidement fixées au cou par un lien qui joue en même temps le rôle du lien dans la saignée du bras : les veines de la face deviennent turgescentes, entre autres la veine préparate sur laquelle porte souvent l'incision ; l'opérateur se place devant, applique le tranchant d'un rasoir, d'un canif, ou du plus vulgaire couteau sur l'endroit à saigner et donne des chiquenaudes ou des coups de baguettes ou de pierres suivant le fil de l'instrument plus ou moins tranchant. Pour distraire le malade, on lui met entre les dents une baguette à mordre, à la manière d'un mors.

La sangsue est connue, les eaux en abondent... et les terres aussi, car c'est ainsi que l'indigène, isolé depuis des milliers d'années du reste des hommes par une fameuse « loi d'exclusion des étrangers », appelle les « Frandjis ». Il m'est arrivé bien souvent d'avoir à extraire de la gorge d'un pauvre Galla la variété de sangsue dite « de cheval » ou voran (*limnatis nilotica*), qui ressemble tant à l'*Hirudo medicinalis* et qui en fait ici l'office. On ne sait pas recueillir les sangsues et les conserver à domicile dans des calebasses, les récipients en corne, en peau ou en terre, puisque les vases en verre sont inconnus ici, à part les carafons pour hydromel. Ce n'est donc pas la sangsue qu'on apporte au malade, mais bien le malade qu'on amène à la sangsue : quand un monsieur a un gonflement au pied, il se traîne au ruisseau, y plonge le membre malade et attend que les sangsues veuillent bien le saigner. J'estime que c'est une excellente coutume, car la transmission de l'avarie si répandue en ce pays, serait aussi le fait de sangsues transportées d'un sujet à l'autre. Les Gallas connaissent une sangsue digne des temps héroïques, c'est le porc-épic qu'on applique sur les goîtres.

Les sinapismes ne sont nullement connus ici, quoique la moutarde pousse en abondance ; comme nous le verrons aux *accouchements*, la moutarde (*sinafische*, sinapis) n'est guère usitée que comme abortif ; la cuisine qui est si pimentée qu'elle vous met le feu à la bouche, en est elle-même privée. Mais, le sinapisme qui pique à emporter la peau, est fort bien venu parmi ces gens à sensibilité physique et morale émoussée, et pour les raisons citées plus haut. — Le thapsia, le vésicatoire sont encore moins usités, et l'on est en droit de s'étonner qu'en Abyssinie, patrie des insectes les plus variés et des simples les plus divers, on n'ait rien trouvé qui en approche : mais aussi quelle race au monde est plus indolente et moins amie des recherches, comme nous l'exposons à propos de la revision des arts et des sciences parmi eux !

Les moyens si réduits dont dispose la science indigène sont d'ailleurs passés en revue et tour à tour essayés à propos de tout malade ; si vous demandez à un praticien contre quelle maladie sert telle médication ou tels simples, vous recevrez la réponse invariable : « *La houllou médhanit no !* » « C'est un remède pour tout ! », ça guérit tout, c'est une panacée. On a l'air de faire quelque chose ; ce dont nous ne pouvons nous moquer, étant donné les cas nombreux où Galien et Hippocrate, appelés en consultation, sont réduits, chez nous aussi, à la même extrémité : *ut quod facere videamur !*

CHAPITRE II

Purgation. — Opothérapie. — Le Soleil

Après la saignée, nous devons naturellement placer les lavements et les purgations qui sont aussi des médications dérivatives ou substitutives, pour employer les termes chers à leurs partisans. — Les lavements sont absolument inconnus en Ethiopie, quoique l'origine en remonte, d'après la tradition anecdotique, à l'ibis, oiseau commun en ce pays, qui aurait l'habitude de s'introduire l'eau par le bec dans l'intestin pour l'exonérer. Nous nous moquons des Abyssins parce qu'ils soignent tout par le purgatif, le fameux *Kousso* ; que diraient-ils s'ils apprenaient qu'au xviie siècle, dénommé par Dujardin-Baumetz « le siècle des lavements », cette coutume était devenue générale et quotidienne ; le Roi aurait pris 200 médecines de précaution ou d'urgence, et des centaines de clystères ; l'apothicaire Boyau (un nom prédestiné) réclamait à un chanoine de Troyes le payement de 2.910 lavements administrés en 2 ans ! Je puis assurer que ce chiffre n'a pas été atteint dans toute la ville d'Adis–Abéba, depuis sa fondation (1887) ; même en 1910, rares sont les Abyssins qui ont idée de cette méthode qu'ils qualifient de *frandji* et d'excentrique. — On ne l'utilise pas dans l'appendicite ou les péritonites ; comme nous le verrons à propos des accouchements, l'homme ou la femme de l'art laissent faire la nature, cette fameuse *natura medicatrix* à laquelle croyait tant le Père de la Médecine, et qui sait se tirer toute seule le plus souvent d'un mauvais pas. Ce n'est pas d'eux qu'on peut dire cette parole de Magendie : « Le malheur pour les médecins est qu'ils ne savent pas se tenir tranquilles ! » Le Hakime indigène arrive au lit du malade, prend un siège ou mieux s'accroupit sur une natte de bambou ou une peau, interroge le patient, s'apitoie sur son état ; il lit les psaumes, si c'est un prêtre : prononce des paroles et des invocations magiques, si c'est un sorcier ; il trace des signes, passe la main sur le point douloureux, sur la tête quand c'est une maladie générale sans localisation particulière, remet une médecine ou une amulette, et se retire, laissant la place aux amis et connaissances qui entrevoient anxieusement déjà le moment fatal où il faudra pousser les cris déchirants, fondre en pleurs, se battre les flancs, se déchirer la poitrine et se lacérer la figure en signe de deuil (voir le *deuil* au chap. des *Religions*).

Pour ce qui est des lavements nutritifs ou médicamenteux, l'indigène ne les a pas imaginés et préfère mourir que de se nourir ou guérir par ce moyen. Cependant il l'exécute quand le médecin Frandji les lui ordonne. Ce qui prouve que ces coutumes s'introduisent parmi les naturels, c'est que vous pouvez voir souvent, dans vos visites, le laveur suspendu au mur, dans le salon de réception, parmi les fusils, les revolvers, les lances, les boucliers !

La purgation forme à elle seule près de la moitié de la médecine abyssine, comme le Kousso forme la moitié de sa pharmacopée journalière ; ce qui est une preuve, parmi tant d'autres, de la communauté d'origine de la science abyssine avec celles des Egyptiens qui se purgaient régulièrement trois fois par mois. Le purgatif de choix est le Kousso grand et bel arbre des régions les plus élevées de l'Ethiopie ; il ne vient que dans la région dénommée par les indigènes *dega* qui est celle située entre les altitudes 2.500 et 3.500 mètres au-dessus du niveau de la mer. Nous en reparlerons plus loin à ce titre et à bien d'autres Après le Kousso, c'est le beurre qui a la préférence des Purgons indigènes ; on le prend seul ou avec du miel ; il n'en pouvait être autrement en ce « pays de beurre et de miel » comme appelle l'Ethiopie le Père Lobo, missionnaire portugais du xvii° siècle. On avale la dose insignifiante de 250 à 300 grammes de beurre frais fondu, ou de préférence de beurre ranci depuis plusieurs années, dix et plus. Il y aurait beaucoup à écrire sur le beurre et son symbolisme parmi les Ethiopiens ; je renvoie le lecteur aux *Impressions*. Le beurre est leur huile de ricin, avec cette différence qu'il est encore meilleur, dans les cas où il est ingurgité frais, que ce remède de grand'mère, en ce sens qu'il ne contient aucun principe actif analogue à la ricine, et agit mécaniquement en appelant dans l'intestin un flux inaccoutumé de bile, et excitant de cette sorte le péristaltisme intestinal. Le fait est qu'il n'y a jamais d'empoisonnement à redouter, ce qui est le cas, rare il est vrai, du calomel.

Les indigènes possèdent 10 ou 12 autres purgatifs ; je me contente de mentionner les suivants : 1° Le *hathemo* (*myrsène africana*), arbuste à longues tiges fines et flexibles, à petites feuilles entières, à baies rouges ou brunes semblable aux graines de poivre ; ces fruits sont écrasés entre deux pierres, séparés de leurs pellicules, réduits en farine et mis dans un gobelet d'eau, c'est un remède que l'Abyssin donne aussi volontiers à son mulet mêlé à l'orge. — 2° L'*oguert*, plante herbacée à petites feuilles imbriquées, dont on utilise la racine ; on écrase celle-ci ; on en prélève, pour un adulte, la quantité qu'il faut pour remplir une tasse à café ; on y ajoute autant de farine d'une graine d'un genre de composée liguliflore dit *souf*, dont les indigènes extraient une huile délicieuse pour leur cuisine ; on boit le tout dans un gobelet d'eau. L'*oguert* est un des remèdes les plus estimés contre le ténia. — 3° Le *habb-ul-mulouk* (mot arabe : *pilule souveraine*), vulgo *abaï-mulouk*, petite graine en haricot dont il ne faut prendre qu'une minuscule partie à la fois, après en avoir rejeté la pellicule et l'embyron qui sont réputés poison. — 4° Le *batto* dont on utilise la racine ; bien inférieur à l'excellent *oguert*. — 5° Le *bissana*, (*albizzia anthelmintica*) arbre de grande taille poussant dans le désert comme dans les régions bien arrosées, aux altitudes moyennes ; à feuilles entières, à petites fleurs, à écorce bigarrée et légèrement rugueuse ; cette écorce est triturée et bue dans l'eau ; effet remarquable avec une masse grosse comme le tiers de la main ; mais il cause des douleurs parfois violentes comme le Kousso. — 6° Le *graoua* (*grewia ecchinulata* ?) arbuste à fleurs blanches en grappe qui pousse à toutes les haies, dans la capitale ; ces fleurs blanches ou rose-violacé fournissent aux abeilles le miel le plus estimé pour l'hydromel ; le graoua est donné comme laxatif aux nourrissons ; on fait boire avec du lait ou de l'eau quelques gouttes obtenues en exprimant entre les doigts les sommités tendres des tiges. C'est un remède de petite maman abyssine.

Il y a bien d'autres simples usités dans le même but ; l'étonnant est qu'on n'utilise pas les drastiques qui poussent si nombreux dans le pays : la scammonée et surtout l'aloès (*aloe schimperi*) qui vient en si grande abondance dans les régions désertiques qui s'étendent entre Diré-Daoua et Adis-Abéba. Le suc de l'aloès sert de collyre ; on en utilise aussi l'amertume pour sevrer les enfants, en badigeonnant les mamelons de la nourrice. Quant au ricin qui mérite bien ici son qualificatif de *communis*, puisqu'il pousse partout en mauvaise herbe, sa précieuse huile est employée parfois à tanner les peaux, en place du beurre qu'on utilise le plus à ce faire. Ses graines sont estimées poison. Le Kousso reste le roi des purgatifs ; on utilise même les racines du Kousso-tier ; réduite en poudre, cette racine est ingurgitée dans un excipient oléagineux (huile de *souf. carthamus tinctorius*).

Les indications en sont des plus variées et contradictoires ; le purgatif se donne dans les affections les plus disparates : la tuberculose et une indigestion, le mal de tête et le mal de ventre, même s'il est dû à une péritonite ou une appendicite, un malaise général (par exemple le fameux *mitche*) comme l'uréthrite ou le chancre syphilitique..... Le trépied thérapeutique d'Argan se réduit ici au *Kousso* ; c'est du Kousso qu'il vous faut connaître les effets miraculeux si vous désirez entrer dans « la docte corporation » des Hakimes Abyssins. Ils abusent tellement de cette drogue qu'on est pris d'indignation et de pitié et l'envie vous vient de leur lancer à la figure la boutade de Montaigne : « Faites ordonner un purgatif à votre cervelle, il y sera mieux employé qu'à votre estomac ! »

Les Abyssins ne connaissent ni l'ipéca ni l'émétique, mais beaucoup de simples contre lesquels l'estomac se révolte et qu'il rejette par la plus courte voie. La plupart de leurs herbes pourraient être citées dans cette liste, même leur divin Kousso, grâce au mode défectueux de son emploi. La classique plume de poule est encore ce qu'il y a de plus usité ; je l'ai vu introduire telle une sonde gastrique, jusque dans l'estomac ; on a soin de choisir les plus longues plumes des ailes. La titillation de la gorge avec les doigts ne réussit guère chez ces gens à tempérament rien moins que chatouilleux.

**

L'hydrothérapie est connue en Abyssinie ; on baigne dans l'eau froide les sujets atteints de la fièvre la plus élevée, surtout dans le *mitchè* (grippe ou embarras gastrique fébrile que les indigènes attribuent au soleil). On emploie l'eau telle quelle ; on ne connaît ni douches, ni aspersions, ni enveloppements humides ; on ne fait qu'utiliser les rivières, lacs, flaques d'eau. Comme on ne connaît pas de baignoires, étant donné que l'Abyssin est fort arriéré en menuiserie, on fait les affusions à pleines mains, aux gobelets ou aux débris de calebasses ou mieux de grandes jarres. Il faut classer au rang de médication hydrique l'usage de l'eau *intus et extus*, qui a lieu aux sources saintes, au murmure des psaumes. Ces Eaux-Saintes sont extrêmement communes dans le pays ; pas une source importante qui ne soit élevée au rang de *tabel* et consacrée à Mariam ou à Guiorguis. Nous relatons ailleurs les fameux lieux de pèlerinage de Débré Libanos et de Zekouala. On n'ignore pas l'hydrothérapie dans les maladies nerveuses ; les nerveux se rendent à ces lieux.

L'hydrothérapie tiède ou chaude n'est pratiquée qu'aux sources thermales que le pays possède en grand nombre sur son sol volcanique ; tel est le cas du fameux *Fil-Ouha* « eaux chaudes » d'Adis-Abéba, où l'eau jaillit du sol à la tempétraure d'environ 80° centigrades ; c'est le quartier de Finfini, qui fut l'origine de la fondation de la ville ; nous en parlons longuement au chap. IV *de la capitale*, ainsi que des scènes d'innocence qui y ont lieu. A ces sources chaudes, il n'y a pas que les rhumatisants qui se rendent, mais un peu tous les malades, spécialement les avariés et les lépreux. On cherche surtout la sudation. D'ailleurs, dans les pyrexies on couvre chaudement dans le but de faire beaucoup transpirer pensant que « la maladie s'en va avec la sueur », ce qui n'est pas si faux, car les toxines sont évidemment éliminées avec. — Mais on ne se donne jamais la peine de chauffer l'eau à domicile pour plusieurs raisons, dont les plus fortes sont qu'on manque d'appareils et du combustible suffisant. Comme en tout le reste, si l'indigène trouve à proximité une eau chaude à sa disposition, il s'y baigne, sinon il s'en passe. Les Amharas ne connaissent pas non plus les ablutions que les musulmans prennent cinq fois par jour, et qu'on peut considérer comme une forme atténuée et pratique d'hydrothérapie. Ils ne se lavent même jamais la figure le matin, du moins dans le peuple, et ne prennent que deux grands bains par an, le jour de l'an (qui chez eux a lieu le 1ᵉʳ septembre, le 11 septembre nouveau style), et l'Epiphanie, la fameuse fête du *Temkat* (18 janvier). Les pieds seuls sont sans cesse lavés et tenus très propres.

Le *massage* est pratiqué en Ethiopie avec *maestria*. C'est le beurre, comme on pense bien qui remplace le talc, la glycérine ou l'huile. Les Gallas ont cette spécialité. Ils y ont recours dans les fractures nouvellement consolidées, les luxations réduites et les entorses, les contusions et les douleurs névralgiques ; le grand défaut est qu'ils ignorent le « massage doux » : ils pincent les « nerfs » (muscles, tendons) et pressent si fort qu'ils font crier. Il est bien probable que la massothérapie existe ici de toute antiquité, comme aux Indes et en Chine où elle était connue près de 300 ans avant notre ère ; tandis que chez nous, c'est Ambroise Paré qui la mit en honneur, pour laisser bientôt les charlatans s'en emparer, jusqu'au xixᵉ siècle, où elle devint définitivement médicale.

On ne sait d'une façon nette l'utilité de l'exercice et de la
gymnastique ; cependant quand quelqu'un a été alité fort
longtemps, on lui conseille de faire des promenades le
matin et le soir, en évitant le soleil brûlant. La lutte est
inconnue ici ainsi que la gymnastique. On conçoit que
celle-ci n'ait pris naissance que chez des peuples sédentaires
et intellectuels ; qu'elle soit inusitée chez ce peuple hier
encore nomade, guerrier et chasseur. Cependant le sport
au grand air sous forme d'équitation, de natation, de
chasse est réputé jeu de grands seigneurs, comme les
échecs et la harpe chez ces descendants de David. Le mobile en est la gloriole plutôt que la santé.

D'une façon générale l'Abyssin dort peu ; il sommeille à
peine 6 ou 7 heures ; ce qui n'a rien d'étonnant puisqu'il
travaille si peu du cerveau. Aussi quand, fatigué par les
souffrances, l'organe demande un repos plus prolongé,
l'indigène le trouve-t-il anormal et emploie-t-il tous les
moyens pour l'abréger : « Pendant le sommeil, la maladie
se fortifie », pense-t-il. C'est surtout le jour que le malade
ne doit pas sommeiller. Au fond, la pratique n'est pas si
mauvaise ; car le sommeil de la nuit est autrement répara-
rateur que celui du jour et empêcher un malade de dormir
le jour c'est l'obliger à passer une nuit bonne. Quoi de plus
énervant qu'une nuit blanche même pour un homme bien
portant?

*
* *

Le plus curieux est qu'on ne connaît pas la diète et les
régimes spéciaux à chaque cas : on donne du pain, de la
viande même crue, le fameux *brondo* abyssin, des œufs,
des légumes... dans les pyrexies les plus violentes ; heureusement que la nature, consciente de son état, choisit ce
qu'il lui faut, et se refuse à absorber ce qui nuit. Pour ce
qui est de boire, le médecin donne autant de liquide que
le malade en demande, et se trouve bien loin de nos devanciers qui rationnaient les fébricitants même en eau fraîche,
si diurétique, si désaltérante, si bien venue dans ces heures

d'enfer où les effets sur les reins, le cœur, le relèvement
de la tension artérielle et la dépuration du sang sont si
nécessaires ; sans avoir le génie d'un Valsana, l'Abyssin
ne saigne pas et ne prive pas d'aliments ses malades jusqu'à leur rendre tout mouvement impossible par inanition.
Voici le précepte hippocratique abyssin qui résume toute
leur science au point de vue diète : « Donnez au malade
tout ce qu'il demande et tant qu'il demande. » C'est ce
qui fait que les indigènes renvoient souvent « promener »
le médecin européen qui leur prescrit une diète, en lui
disant : « Je préfère mourir en mangeant et buvant à ma
guise, que de vivre en suivant votre régime ! » Ils ne
peuvent pas concevoir que la viande crue et palpitante et
les cornes d'hydromel puissent nuire à la santé. — Les
ébauches de régimes spéciaux que j'ai rencontrées parmi
eux se réduisent à des riens comme celui-ci : un rhuma-
tisant (pseudo-rhumatisme blennorrhagique, syphilitique,
tuberculeux, lépreux....) doit manger de la chair de porc,
proscrite de l'alimentation ordinaire ainsi que la chair des
léporidés, équidés, palmipèdes... par la loi de Moïse en
vigueur chez les rejetons africains de Salomon.

Je ne sais à quoi attribuer le dédain des Abyssins pour
le lait, ce « sang blanchi » suivant la forte expression
d'Ambroise Paré. Les Arabes n'étaient pas sans savoir la
définition que Galien en donnait au ne siècle de notre ère :
« *Lac est cibus exacte conjectus* ». Il semble que les Ethiopiens auraient dû apprendre soit directement d'eux, soit
par les coptes qui les ont plus ou moins tenus au courant
du progrès, tout en les empêchant de trop se civiliser, en
les isolant de l'Europe, de Rome et de Constantinople,
spécialement, les effets admirables de ce nectar si précieux
dans la plupart des maladies qu'un auteur de la Renais-
sance s'écrie enthousiasmé : « *Certe divinum aliquid in
lacte latet* ! » Oui, quelque chose de divin réside dans le
lait, et sans lui le médecin serait réduit à voir ses efforts
n'aboutir à rien dans la plupart des maladies. Il faut dire
que le lait n'est pas, en Ethiopie, aussi commun qu'on
pourrait le supposer ; à Adis-Abéba surtout, il est relative-

ment hors de la portée des pauvres, car un litre de cet aliment coûte une piastre (15 centimes) c'est-à-dire plus
qu'un kilo de viande et trois ou quatre kilos de légumes
divers. De plus il est rarement sans ce goût acide et nau-
séeux que lui communique la fermentation lactique et butyrique facilitée par la chaleur vive qui règne entre 10 heures
et 4 heures et le manque de soins dans ses manipulations ;
il est trait dans des paniers crasseux rendus imperméables
précisément par cette crasse ! De sorte que les malades ne
peuvent pas en retirer tout le fruit que le médecin serait
en droit d'attendre d'un produit dont la quantité est largement compensée par la qualité : on peut estimer que le
lait des vaches zébues est une fois et demi plus riche en
sels et matières extractives, et deux fois plus, en beurre et
lécéthine, que celui des vaches de nos étables. J'ai coutume
d'y suppléer par le bouillon de viande ou de poulet, la
décoction de céréales, le café, l'hydromel léger, etc. Les
indigènes prennent eux-mêmes beaucoup de *tedje* (hydromel) ou de *talla* (bière) qui remplacent tout à la fois nos
tisanes et nos grogs ; ainsi dans le rhume ordinaire et
l'angine fébrile on donne à boire exclusivement du tedje
ou du talla chauds. Ces petits détails ne m'empêchent pas
de dire que l'indigène ignore la diète et ses indications.

* *

La sérothérapie est complètement ignorée, comme l'on
pense bien ; le mot même, qui dit tant à ceux qui n'y comprennent rien dans le peuple, n'a pas encore sonné à
leurs oreilles. Il y a un genre de vaccination aussi hardi
qu'original, que nous exposerons à l'article variole. Mais
il y a une opothérapie aussi complète qu'on peut l'espérer,
sans aucun but déterminé d'ailleurs. La première chose
qui frappe en venant chez ces Abyssins, c'est, après leurs
traits européens contrastant avec leur teint noir relevé par
leur costume blanc de neige, l'usage immodéré qu'ils font
de la viande crue, de chairs encore chaudes et palpitantes.
C'est leur plat de résistance, leur met national avec le *ouót*

(ragoût de viande relevé avec du piment) et le couronnement des repas de gala dits « guébeurs » que Sa Majesté donne chaque dimanche et fête, environ 70 fois l'an, à 20 ou 25.000 hommes de son armée ; nous en parlons en détail à propos de la capitale. Chaque convive en engloutit environ 400 grammes après les sauces et parmi les cornes d'hydromel et de bière. Un valet passe au milieu des rangs, et tenant haut et ferme devant les groupes accroupis sur le sol à la mode tailleur, une cuisse ou quartier de bœuf, chacun s'y taillade un morceau à sa convenance. C'est de l'opothérapie musculaire. Plus originale est l'opothérapie gastrique: l'estomac du ruminant dont on vient d'avaler la chair sert à la faire digérer ; c'est à la fin des repas que ce dessert exquis est offert comme friandise et digestif. L'estomac est lavé comme nos cordons bleus le font pour apprêter le gras double, et apporté entier au milieu du festin. Chacun se découpe le lambeau qui lui plaît. Le morceau délicat, celui qu'on aurait la politesse de vous offrir si vous y assistez, est la région épaisse du cardia et du pylore, ainsi que la bande musculeuse qui s'étend entre les deux orifices et qu'on dénomme, en anatomie humaine, « cravate de Suisse ». Dans une chasse, la première chose qu'on mange c'est l'estomac, qu'on énuclée le plus rapidement possible et qu'on vide d'un grand coup de couteau, dès que l'animal est tombé : la mode est, dans ces circonstances, de ne même pas laver, mais de râcler, pas de trop près, le contenu du plat de la main. Les gourmets se délectent dans ce relent et ces saveurs tièdes relevées par le piquant du suc gastrique. Toujours est-il que l'estomac est mangé avec toute la pepsine et l'acide chlorhydro-peptique qui suintent des origines de la nappe glanduleuse.

On donne à manger aux enfants, pour les fortifier, de petits lambeaux orchitiques de bélier ou de bouc, aux filles aussi bien qu'aux garçons. Quant aux ovaires, c'est à peine si on soupçonne leur existence. — Le foie est très estimé, avalé tout chaud et tremblotant, telle une gelée. Une gourmandise souvent commise est de le manger avec un estomac à peine lavé. — L'usage de manger l'estomac cru n'est pas plus ridicule que notre « gastérine » (suc gastrique du chien) dont nous administrons plusieurs centaines de grammes dans les dyspepsies flatulentes et dans l'insuffisance gastrique. Il m'est arrivé de manger, comme mes gens, l'estomac encore tiède d'un antilope dans les plaines de l'Aouache. — Les indigènes mangent aussi les intestins, mais rien que la moitié supérieure ; l'intestin ne se mange jamais cru. Le contenu intestinal, le chyle, déjà digéré par l'animal et prêt à être absorbé par l'organisme, n'est pas du tout dédaigné par l'indigène, du moins pour la moitié supérieure de l'intestin grêle, on l'extrait avec soin pour en assaisonner la viande crue hachée. De même la bile ou fiel sert à rehausser le goût des autres viscères ou des côtelettes et du rôti en guise de sauce au berbéri (*capiscum abyssinicum*) (piment rouge). Les reins sont aussi mangés crus ou cuits ; mais la rate est invariablement jetée en pâture aux chiens et aux chats. Pour manger le mou (poumons) on a imaginé le raffinement suivant : on verse par la trachée des flots d'une sauce au beurre et au piment, et on insuffle de toute la force de ses poumons ; on a ainsi un farci qui fait venir l'eau à la bouche à quiconque y a goûté. On dirait une histoire de *farceur*, mais j'en garantis l'authenticité. — On ne mange jamais la cervelle, car on n'ouvre jamais un crâne qu'on jette aux chiens après en avoir détaché la mâchoire inférieure et la langue. La moelle osseuse est fort estimée, mais, ce qui est étonnant, elle ne se mange jamais crue, comme chez nous, où elle a donné de si brillants résultats dans l'anémie essentielle pernicieuse. Des centaines de bœufs que Sa Majesté fait immoler chaque dimanche pour les festins sus-mentionnés, vous voyez, aux alentours de te ville, l'un emportant des fémurs, un autre des tibias, un troisième la tête : après avoir mangé les chairs, les invités pauvres se partagent les os. — La poudre d'os sert de *collyre sec* dans les maladies d'yeux pour les chevaux et les mulets ; quoique poudre inerte elle doit provoquer un larmoiement intense qui constitue un lavage antiseptique, étant donné les propriétés bactéricides des larmes.

On ne jette pas les pieds des animaux de boucherie, mais on en prescrit le bouillon dans les maladies du dos : le sujet doit avoir soin de se coucher sur la partie souffrante et rester longtemps immobile ; les indigènes auraient-ils notion de l'hypostase et de la congestion passive ? — Le sang du mouton et du bouc châtrés est réputé très fortifiant, et servi aux anémiques. On sait qu'en Ethiopie la viande de bouc est très estimée et d'ailleurs excellente, autant que celle du mouton : un bouc châtré coûte 4 thalers (10 fr.) quand un gros bœuf zébu revient à 10 ou 12 thalers, Je m'arrête sur ce sujet de peur de passer à la cuisine ; on verra d'ailleurs dans les *Impressions* toute cette question longuement traitée.

L'opothérapie en est donc restée à ce qu'elle était au temps d'Hippocrate qui donnait à ses malades les organes internes à ingérer tels quels, sans en faire les extraits glycérinés ou autres comme aujourd'hui ; elle est restée exclusivement culinaire chez les Abyssins. — Au moyen âge et jusqu'au XVI° siècle encore, on donnait aux malades la *mumie* retirée des tombeaux ; la graisse humaine, la bile d'ours, le bezoar avaient des propriétés spéciales ; Mᵐᵉ de Sévigné fut guérie de ses « vapeurs » par quelques gorgées d'urine, etc., etc. Chez les Romains ceux qui étaient atteints du mal sacré buvaient du sang de gladiateurs, comme chez nous se pressaient à l'abattoir, il y a à peine 20 ans, les tuberculeux incurables. Donc, ici encore, nous n'avons pas le droit de prendre en dérision ces braves Abyssins.

**

Une des idées les plus originales est l'entêtement à éviter le soleil à tout homme qui souffre. L'astre de vie, l'astre-Dieu de leurs ancêtres (la religion des Ethiopiens était le sabéisme, culte des astres) est réputé assassin par les Ethiopiens d'aujourd'hui. Celui du matin et du soir est également nuisible, lui qui « éclaire les ténèbres et chasse la peur » selon la poétique expression de la

Reine de Saba en visite chez Salomon, rapportée dans le *Keubra Neguist* ou Grandeur des Négus (Légende de la Reine de Saba). Le soleil porte toutes espèces de maladies dans les plis de ses lucides rayons, tandis qu'en réalité le soleil est le grand facteur de l'hygiène comme de la vie mondiale, qu'il entretient la vie qu'il a créée, qu'à la façon de la Trinité Hindoue, il conserve ce qu'il a animé de sa chaude lumière. C'est le soleil qui nous défend contre nos ennemis infiniment petits et infiniment nombreux : le pouvoir bactéricide du soleil n'a d'égal que son pouvoir calorique et lumineux ; si les Abyssins savaient que des microbes pathogènes qui résistent à l'ébullition sont tués par une exposition de quelques heures aux rayons solaires, ils ne se draperaient pas dans leur *chamma* (toge) dès qu'ils ont un malaise, surtout quand ils sont atteints d'affections chroniques des voies respiratoires qui précisément demandent le plus le soleil : ils ne mettraient pas leur intérieur et leurs alcôves à l'abri de la lumière par de multiples rideaux.

« La fleur humaine est celle qui a le plus soif du soleil », comme on l'a dit. La question soleil et celle aération sont les points de discussions ordinaires entre mes clients et moi : quand vous voulez examiner la gorge ou la langue d'un malade, on est tout disposé à vous éclairer de mille queues-de-rat, à la cire ou au suif, mais « pour l'amour de Ménélik ! » (*bâ Ménélek*) pas de lumière solaire. On a beau leur prêcher que « le médecin entre où le soleil n'entre pas » ils vous ripostent que cela est vrai du soleil frandjis, mais qu'il en va tout autrement du soleil éthiopien. Ce n'est pas seulement le peuple qui a ces préventions absurdes contre le soleil, c'est ainsi également parmi l'aristocratie. Appelé un jour à soigner la femme d'un Ministre, Princesse, fille de Ras, oncle de l'Empereur, j'ai dû donner à choisir entre mes soins et la reclusion de la pauvre malade dans l'obscurité de draperies dressées en tente dans une chambre déjà fort peu éclairée et fort mal aérée ; il n'y eut pas un instant d'hésitation de leur part, et..... de la mienne. La Princesse préféra m'envoyer quelques jours après son fils, un page de la Cour, me demander de ces « horribles drogues frandjies » qu'elle aima mieux avaler que de s'exposer à l'action vivifiante d'un doux soleil matinal tamisé au travers du feuillage odoriférant des eucalyptus et des génévriers géants.

Je n'ai pas vu un seul cas de tétanos pendant mon séjour de 2 ans en Éthiopie, et pourtant Dieu sait les matériaux qu'on met sur les plaies des hommes et des animaux; c'est évidemment au soleil qu'on est redevable de la rareté de ce fléau à ces hauteurs et à cette proximité de l'équateur.

Plus curieux est de voir attribuer à la lumière solaire réfléchie par une flaque d'eau ou un miroir, à la lueur de la lune, les mêmes influences néfastes. Dans les cérémonies religieuses, comme la procession du *Tabot* (Arche d'Alliance) il y a des dais et des parasols dont le but est autant de protéger contre le soleil, et l' « œil », que d'ajouter au luxe de la fête.

Il en est de même de l'air frais et vivifiant du dehors : quand les indigènes dorment ils se croiraient empoisonnés s'ils respiraient de l'air pur; ils ferment autant que possible leurs portes et fenêtres; ils se mettent aussi nombreux que possible à coucher dans la même pièce; leur « alga » (lit) est dans une sorte de tente ou de baldaquin dressé dans l'intérieur de la maison, formé de draps blancs jamais blanchis qui tiennent par de nombreux cordages aux colonnes et aux murs de la rotonde primitive qui constitue la demeure de l'indigène. Comme si cela n'était pas suffisant, ils s'enveloppent complètement dans leur chauma; la bouche surtout et le nez sont cachés. Ce fut toujours un mystère pour moi de savoir comment ces gens peuvent respirer dans ces conditions; quand ils sont malades ils redoublent de soins antihygiéniques; plus d'une fois toute ma visite a consisté à écarter ces draps ou les déchirer de colère, pour toute médication.

Voilà comment l'Abyssin, l'homme du grand air, se soigne quand il est malade. J'en trouve une raison dans ce

fait connexe que la femme abyssine a horreur du soleil,
du grand air, pour se conserver le teint frais et aussi blanc
que faire se peut, car le teint blanc est, avec les petites
mains, les petits pieds et l'embonpoint, le principal élément de la beauté féminine en ce pays. En Ethiopie, les
gens d'un certain rang craignent le soleil et cherchent
la reclusion à l'ombre chez eux, tout comme chez nous,
l'étiolé des grandes villes recherche le séjour à la campagne. — Une autre raison est la crainte de l'insolation, qui
est rare, il est vrai, parmi les indigènes. Leur peau noire
arrête autant les rayons chimiques que lumineux ; mais
on met sur le compte du soleil certains états fébriles et
infectieux, un embarras gastrique fébrile, une gastro entérite, diverses formes de grippe, c'est leur fameux *mitche*
qu'ils traduisent par insolation parce qu'ils l'attribuent au
soleil. Je ne sais pas ce qu'on n'attribue pas au *mitche*, et
partant, au soleil : les fausses-couches, les présentations
non céphaliques des enfants, les mort-nés... En ce pays le
soleil n'a d'égal en scélératesse que le « bouda » ou mauvais œil.

CHAPITRE III

Moyens Thérapeutiques

Les Abyssins ne connaissent aucun moyen d'investigation médicale : ausculter, percuter, tâter le pouls, prendre la température, analyser les urines, les crachats. On a lieu de s'étonner qu'on ne sache pas en ce pays tâter le pouls, quand on pense que ce merveilleux et si profond moyen de diagnostic et d'indications thérapeutiques, « le pouls étant une dépendance de l'âme » comme on disait, est connu depuis Hérophile, de l'École d'Alexandrie. On ne peut mettre pareil manquement que sur le compte de l'indolence des Abyssins à s'instruire au moins chez leurs voisins les Coptes. Ils ne se basent que sur les signes subjectifs : douleurs, toux, crachats, palpitations, dysurie.. qu'accuse le sujet ; ou bien sur des manifestations qui sautent aux yeux (plaies, fractures, maladies vénériennes).

Ils ne savent ni peser, ni mesurer ; la dose exacte ne leur hante pas le cerveau ; l' « à peu près » les satisfait ; tout se donne à l'estimé, à vue d'œil, à la pincée, à la poignée, le contenu d'un gobelet en corne, « de quoi couvrir la paume de la main », « de quoi remplir le creux de la main », la valeur d'une bouchée, d'une prise de tabac, de quoi combler la « tabatière anatomique », etc., etc. Pour le poids du thaler (27 gr. 77) et divisions, ils savent peser, comme ils le font pour l'or, mais ils y ont rarement recours.

Je me dispense de donner, en une sorte de « précis de thérapeutique » les médicaments, simples produits animaux ou végétaux que connaissent les Éthiopiens ; nous les verrons au furet à mesure des maladies et de leurs traitements. D'une façon générale la pharmacopée abyssine ne se contente pas de celle d'Hippocrate (laxatifs, sudorifiques, solution de miel naturelle ou fermentée très usitée ici); elle imite les premiers pharmaciens parus à Rome qui délivraient le sang de chauves-souris, les intestins d'hippopotames et d'éléphants, chair de serpents, etc. Comme à Rome aussi on confond volontiers apothicaires et herboristes ; ceux-ci ont un quartier à la foire. Les épiciers (si on peut apeller ainsi les marchands qui étalent par terre toutes sortes de produits) vendent aussi certains *médhanit* venus de l'étranger (salsepareille, racine ou poudre, sulfate de cuivre, sel anglais..), tout comme chez nous jusqu'à Louis XII, qui est le premier à avoir décrété que les apothicaires pouvaient exercer l'épicerie (qui peut plus peut moins), mais que les épiciers ne devaient plus débiter de drogues. Je me permets d'ajouter qu'à Adis-Abéba, en 1910, tous les épiciers et merciers Indiens ou Européens, délivrent l'iodure de potassium, les pilules de Ricord, la quinine, l'huile de ricin, le sel d'Epsom, du laudanum, de l'acide phénique, les balsamiques et toutes sortes de spécialités, sans omettre le coton hydrophile plus ou moins aseptique. Il n'y a pas encore de pharmacien dans la capitale ; il n'y en a dans aucune autre ville de l'empire, où les médecins sont pourtant nombreux (il y en a dix à Adis-Abéda).

Les remèdes indigènes peuvent être divisés en quatre groupes :

1° *Remèdes efficaces* : kousso, *oguert*, dans l'helminthiase ; salsepareille dans l'avarie ; estomac cru comme digestif.

2° *Remèdes nuisibles* : la bryone dans la grippe ; « savon végétal » dans l'uréthrite.

3° *Remèdes indifférents ou charlatanesques* : racine de molène ou bouillon blanc dans la variole ; le *chikoko-gomène* dans la lèpre ;

4° *Remèdes ou moyens de suggestion* : bastonnade de branche de saule dans la rage ; les amulettes ; vaporisation de plantes anodines dans les dystocies...

Les préparations galéniques ne se font pas avec n'importe quel excipient ; l'eau elle-même, pour servir à l'apprêt de potions, doit être prise à la rivière à une heure matinale, telle « que l'oiseau n'y ait pas encore trempé le bec » ; l'huile doit être, dans tel cas, de l'huile d'olive, dans tel autre celle de *noug* (*guizotia abyssinica*) ou de *souf* (composées liguliflores à fleurs jaunes et à petites graines noires pour l'une, à graines plus grosses, blanches et comparables à celles du tournesol, pour l'autre). La vaseline et la lanoline, ainsi que le beurre de cacao, la glycérine et autres sont avantageusement remplacés par le beurre, frais ici, rance là, vieux de 10 ans et plus, dans d'autres circonstances. Ailleurs c'est la graisse d'hippopotame qui guérit. Certains électuaires, opiats ou embrocations plus ou moins magiques exigent la graisse épiploïque du bouc châtré, ou de la chèvre, la poudre de piquants de porc-épic, du miel blanc ou du rosat, ou encore d'un troisième genre de miel inconnu chez nous, produit par de petites abeilles qui ruchent sous le sol comme des fourmis ; *talla* (bière) de premier ou de second trait, du marc ou de la lie du même produit, etc., etc. Ce miel aigrelet et fluide comme une solution épaisse de notre miel, dit *lasma-már*, est d'ailleurs une panacée universelle contre les plaies aussi bien que contre les douleurs internes abdominales ou thoraciques, d'autant plus héroïque qu'il est rare et cher. — Ce qui est surprenant c'est qu'on ne connaisse guère les tisanes si employées depuis Hippocrate et que nos mamans ont heureusement sauvées de l'oubli ; pas plus que les apozèmes, tisanes à simples variés, le petit lait est usité.

Chaque médecin a ses médicaments, comme je l'ai dit plus haut : ceux que je signale au second chapitre sont ceux d'un Abyssin instruit et fort intelligent ; ils peuvent être parfaitement inconnus des autres : Je tiens à en prévenir ceux qui seraient tentés de les contrôler. Cela provient de ce que la science est loin d'être codifiée chez ce peuple en un corps d'enseignement officiel.

Une chose que j'ai beaucoup admirée, ce sont les pratiques de suggestion, je ne dis pas seulement des magiciens

mais de ceux qui portent le nom de *ouaguicha* (médecin) :
on peut dire que tout leur art est affaire de suggestion et
de consolation. Les praticiens indigènes sont à tel point
pénétrés de ce pouvoir presque surnaturel qu'ils avouent
eux-mêmes que leurs remèdes perdraient toute efficacité
s'ils étaient connus des malades. Aussi se gardent-ils bien
de les indiquer à leurs clients, et encore moins de les
divulguer. — Voici un fait typique que je me permets de
relater : une pauvre vieille arrive dans mon dispensaire
et pour toute réponse aux demandes, déploie le bout de
sa ceinture où elle avait noué quantité d'insectes, des
coléoptères d'une petite espèce ; elle m'explique que tout
cela lui a été retiré des yeux et des oreilles par un médecin indigène. Voici ce dont il s'agissait : la pauvre
femme avait une conjonctivite granuleuse et une otite
scléreuse : c'étaient ces insectes qu'elle entendait bruire
dans ses oreilles ; c'étaient aussi eux qui donnaient cette
sensation de gravier fin dans les yeux, spéciales à la conjonctivite granuleuse. En plus des médications précaires
dont on dispose en pareilles circonstances, je n'ai été ni
plus ni moins habile que le malin Abyssin, en lui
extrayant, à mon tour, des yeux et des oreilles, à sa plus
grande satisfaction, plusieurs de ses gênants hôtes que je
lui soustrayai d'abord de sa collection sans qu'elle s'en
fût aperçue. En Europe, il arrive parfois qu'on opère
une malade de lézards, de crapauds ou de serpents
qu'elle a dans le ventre. Ce moyen de guérir les obsédés
ou les hallucinés, ou du moins de consoler les incurables,
n'est donc pas inconnu de nos praticiens Gallas ou
Abyssins.

Encore un exemple entre cent du pouvoir de persuasion
des uns et de la suggestion des autres : un jeune homme
se présente déclarant qu'il a reçu une « gifle du diable ».
Après un interrogatoire serré, on arrive à apprendre que
c'est un prêtre qui lui a déclaré cela, et que c'est pour cette
raison qu'il est devenu incurable de sa... chaude-pisse !
Il est dans un état d'asthénie mentale remarquable, et
l'on doit se demander si la gifle qui l'a mis si bas n'est

pas la décevante déclaration du charlatan qui a voulu se
tirer ainsi d'affaire de son insuccès thérapeutique. — A
propos de « la gifle du diable » on sait qu'en Abyssinie
les prêtres font accroire qu'il ne faut pas entrer dans une
église s'il n'y a pas d'offices ; elle est pleine de diables (!)
qui donnent une gifle à l'imprudent et le rendent ainsi
malade. De même on ne doit pas entrer dans le « saint
des saints ou troisième enceinte des églises (les églises
sont des rotondes à trois enceintes dont les deux exté-
rieures servent au peuple et l'intérieur au clergé seul),
sans être dans certaines conditions, que nous énumérons
au chapitre *Religions*, sous peine d'être frappé de la
lèpre.

Pas plus tard qu'hier je suis appelé auprès d'une malade qui tombe tous les deux ou trois jours dans un état de
stupeur voisin de la catalepsie: je porte le diagnostic
d'hystérie sur fond anémique et j'ordonne en conséquence de l'hydrothérapie et des toniques. C'était une
petite esclave Chankalla : le propriétaire trouve encom-
brante l'exécution de l'ordonnance ; il essaie le remède
abyssin indiqué en pareille maladie qu'ils appellent *ganène*
(possession diabolique) et qui comprend tout le groupe de
psychoses et hystéries à surexcitation ou à dépression,
ainsi que la folie circulaire : une étoupe de coton imbibée
d'huile d'olive pure et placée en tampon dans le nez non
sans prononcer des paroles magiques. Effet immédiat et
définitif. Cette jeune esclave, que j'ai revue, se porte
admirablement bien et travaille depuis, même la nuit, à
moudre le grain ou à raccommoder le chamma de ses
patrons. — Je connais tel médecin indigène qui a guéri,
aussi bien que Charcot, des paralysies d'origine évidemment hystérique : tant il est vrai que le médecin agit par
la dose d'ascendant qu'il peut posséder de sa nature, ou
acquérir sur ses malades !

Voulez-vous que dans certains autres cas le médicament n'ait pas un effet psychique intense et ne stimule les
réactions nerveuses quand il est préparé de la façon
suivante; le molène ou bouillon blanc (*scrofularia verbas-*

cum) est déraciné avec une pioche en bois d'olivier sauvage ; après avoir creusé, il faut l'arracher avec la main gauche, et non la droite, comme on serait tenté de le faire : ce doit être fait par un jeune homme qui n'a pas encore connu de femmes ; il faut en couper sept racines, prises sur ses pieds différents, etc., etc. ; on sèche, on triture, on mélange avec de l'huile de *noug* ; oindre enfin, de cette mixture, les parties atteintes. Tel est le remède souverain de la variole !

Les médecins indigènes connaissent des sucs et des macérations de simples extrêmement actifs ; ils connaissent surtout des poisons dont l'usage serait fréquent à en croire la crainte d'empoisonnement qui hante les indigènes. Dans les grandes villes je suis sûr que beaucoup d'entre eux cachent sous la rubrique de « remèdes indigènes » des médicaments d'Europe d'une efficacité éprouvée. Il est certain qu'ils emploient le proto-ou le bi-chlorure de mercure dans la syphilis, de même le sulfate de cuivre contre les plaies de cette origine. Ils les manient sans aucun discernement. En janvier 1909, deux hommes de mon voisinage se reconnaissent avariés ; une femme d'une certaine classe leur promet la guérison au moyen de macération de simples ; elle en prépare trois verres dont elle garde un pour elle-même et s'engage à le boire la première comme gage de bonne foi : la voyant faire, les deux clients prennent aussi la médecine sans hésiter ; quelques minutes après tous les trois gisaient inanimés. Il est probable que cette « doctoresse » avait mis dans ses potions une dose anormale d'une drogue européenne. Dans un autre cas, un Italien s'adressant à un Abyssin pour une uréthrite, en reçoit une potion qui lui causa des vomissements et une diarrhée incoercible pendant quatre jours. La même mésaventure est arrivée à plusieurs Grecs. Avec la médecine abyssine on est en droit de répéter ce que Montaigne disait de la médecine du XVIe siècle : « Lorsque les vrais maux nous manquent, la science nous preste les siens. » Dans la main de ces terribles enfants que sont les Abyssins, les médicaments sont des armes à deux tranchants frappant tantôt le mal et tantôt le malade. Mettez-leur entre les mains les produits variés de notre pharmacie et vous les verrez faire les mixtures les plus discordantes, des « mélanges aussi étonnants que détonnants » selon l'humoristique expression de mon maître le Professeur Huchard.

Comme contre-poison, voici celui qui a conquis la confiance générale, contre n'importe quel empoisonnement d'origine végétale : gésier de poulet écrasé entre deux pierres et avalé en une seule fois ; si cela répugne, ce qui arrive chez ces mangeurs de chair crue, car on ne mange jamais crue la chair d'oiseaux, on peut le prendre dilacéré dans un bouillon.

Nous avons dit que les Abyssins ignorent la cause des maladies ; ce qui ne veut pas dire qu'ils n'en mettent pas une de leur invention à l'origine de toute indisposition : le positif faisant défaut, le faux ou le superstitieux le remplace. N'en est-il pas de même chez nous ? Toute femme qui a un cancer du sein le rapporte à un coup reçu ; tout enfant qui souffre d'une coxalgie, a fait une chute en sautant, etc. On scrute son passé pour trouver un événement auquel rattacher le mal. Chez les Abyssins on ajoute en plus le merveilleux. Au moment où j'écris, je suis interrompu par un malade qui vient me consulter ; pendant qu'il mangeait, il a perdu tout à coup l'appétit ; en regardant par la porte qu'il avait omis de fermer par un rideau, il voit passer un vieux mendiant ; pensant bien que c'est le « regard » de ce bonhomme qui lui a causé ce dérangement, il l'appelle pour partager avec lui son repas : c'est le moyen de prévenir le « mauvais œil » ; mais le mendiant avait disparu, lui laissant une anorexie qui persiste depuis une semaine. En l'examinant, il ne fut pas difficile de trouver un vulgaire embarras gastrique qui avait même été fébrile au début. Voici d'autres préjugés : le « coup de soleil » (*mitche*, embarras gastrique, influenza) s'attrape quand on sort de chez soi sans s'être lavé les mains après avoir mangé d'un plat indigène aux graines de lin. — Il y a une variété d'aigle nommé

djibril, dont la chair sert de remède dans les calculs né-
phrétiques : si son ombre passe sur vous, vous mourez
dans l'année courante. Le même oiseau est censé causer
les suppurations intarissables qui rongent le dos des mulets mal sellés, par son ombre léthifère. Les Abyssins les
plus sérieux croient à cette cause fortuite et vous assurent
que les mulets se cabrent puis s'abattent si pareil oiseau
plane dans les airs à des distances incommensurables. — Si
vous avez rendu votre déjeuner par suite d'une indigestion,
c'est que, pendant votre repas, un homme a passé qui a jeté
un regard d'envie sur votre cuisine. Nous relatons ailleurs
bien d'autres préjugés, dont le nombre diminue sans
cesse, faut-il le dire, à l'éloge des Abyssins, qui sont assez
courageux pour renoncer à toute erreur démontrée telle.

Dans une opération point d'anesthésie locale ou générale ;
dans beaucoup de pays de l'Orient, pour percer le lobule
de l'oreille aux petites filles, les vieilles femmes savent
flageller avec des tigelles d'ortie-grièche de façon que la
douleur factice qui en résulte empêche l'autre d'être perçue.
Ici, même pas cela. Avec les nombreux simples dont ils
disposent, les Hakimes indigènes auraient bien pu essayer
de créer une insensibilité au moins suggestive ; non, rien
de tout cela ; c'est à peine si l'on connaît la compression
prolongée des carotides du cou. Ils n'ont d'ailleurs que
faire : à voir leur cuisine, on est étonné de l'insensibilité
nerveuse des Abyssins, à tel point, disons-nous, qu'on
les dirait atteints de *malacia* ; eh bien, il en est de même
de leur sensibilité à la douleur : on peut les tailler, les
coudre, les saigner, les amputer d'un doigt, de la main
ou du pied (ce qui est fréquent, puisque c'est la peine
portée contre les voleurs par le code civil du pays, le
fetha-néguist), sans qu'ils poussent un cri. Les Européens
n'usent guère avec eux de chloroforme, de cocaïne ou de
stovaïne sous la peau ou dans la moelle.

Les indigènes ont des idées étranges sur les médecines
et médecins européens. Un homme âgé vient me demander « le médicament » — « Quel médicament? lui dis-je
nous ne donnons pas de médicaments sans avoir visité le

malade » — « Le médicament » reprit-il, en montant la voix. Il s'imaginait qu'il n'y a qu'un médicament, quelque « Kousso » européen qu'on donne à tous et qui guérit tout le monde, de n'importe quelle maladie, y compris la vieillesse ; il croyait réaliser la fameuse panacée rêvée par nos fameux prédécesseurs les alchimistes : le bon vieux s'éloigna désolé de s'être piteusement fourvoyé sur le compte de la médecine « frandjie » et je crois bien qu'il recourut aux médecins indigènes si remarquables de hardiesse et de sang-froid ; si pleins de confiance en euxmêmes, de cette confiance impertubable si nécessaire à tout bon médecin, comparable à cette foi qui transporte les montagnes ; forts enfin de cet ascendant et de cette fascination qui leur donne un pouvoir réel sur leurs compatriotes. D'autant plus que généralement les indigènes ont horreur des remèdes européens : « Que Dieu me fasse mourir plutôt que de prendre un remède frandji » disent les Abyssins de vieille race. Comment voulez-vous qu'il en soit autrement quand les agissements de certains faux médecins ont contribué à donner aux vrais une si funeste réputation.

Les Ethiopiens prennent facilement leurs médecins pour des vétérinaires. Il paraît que l'inverse a aussi lieu. Un petit chef m'attend dans la cour pour me surprendre au saut du lit, et me présente une chienne caniche. Je le congédie en lui démontrant que je ne pouvais soigner à la fois son Empereur et son chien ; il part tout navré, me gardant une petite dent aussi inoffensive, d'ailleurs, que la canine de sa petite amie. — Un autre parut encore moins convaincu de mon raisonnement et s'éloigna en me jetant un de ces regards tors sur le sens desquels d'instinct on ne se trompe pas : il avait l'air de se demander si le gouvernement me payait pour ne pas soigner son chien.

Enfin, en ce pays, on n'est pas très tendre envers les médecins ; au lieu de dire : « Docteur N. a soigné un tel dans sa dernière maladie », on dit, sans tour oratoire et plus laconiquement : « Docteur N. a tué un tel ! » et l'on vous cite à l'appui tel Ras, tel Dédjaz, tel Fitaorari..... Il en va tout autrement si vous guérissez votre client. Il vous est très reconnaissant des services médicaux que vous lui avez rendus ; il vous en sait gré toute sa vie et vous le prouve par tous les cadeaux qui sont en son pouvoir de vous faire (vache, mouton, pot de beurre ou de miel) et surtout par tous les éloges d'un genre hyperbolique autant que d'un air sincère dont l'Abyssin a le secret. Jamais cependant il ne débourse les honoraires d'une consultation, et, chez eux, s'il fallait attendre de la clientèle urbaine pour vivre, véritablement la médecine tuerait « de faim ou de fatigue ». Mais si vous voulez bien donner vos soins gratuitement, appliquez-vous le vers de Bouillet et méditez-le :

> Dans le corps médical on a cela de beau
> De ne croiser les bras qu'au fond de son tombeau !

Ce serait ici le lieu de parler de toutes les coutumes qu'on peut grouper sous la rubrique d' « hygiéniques » : épilation mensuelle, toilette intime bi-quotidienne, fumigations, les deux bains généraux annuels, etc., mais ces détails trouvent autant leur place dans les « Impressions d'Ethiopie » (*Vie Abyssine*, chap. VIII). Rappelons seulement ici que l'indigène va toujours pieds nus depuis son enfance jusqu'à la vieillesse, dans la saison sèche comme pendant la saison des pluies diluviennes qui durent de juin à septembre, et transforment le pays en marécages, avec un froid humide et pénétrant sur le plateau éthiopien dont l'altitude varie entre 2.000 et 4.000 mètres. Tout le monde a cette coutume hygiénique, depuis le plus pauvre jusqu'aux Ras et au Négus ; c'est un des éléments de force de ce peuple peu ordinaire. Le chanoine Kneip n'a rien inventé qu'une vieille nouveauté en nous parlant de patinage dans la neige et les prés humides, pieds nus ; la méthode est connue depuis des temps immémoriaux parmi ces gens qu'on taxe trop facilement de barbares. Ici, il est de bon ton et de mise correcte d'être pieds nus, tandis que les sandales, chaus-

sures indigènes, sont usitées par la gent domestique et
chargées plus souvent sur les épaules que portées aux pieds :
elles servent surtout contre le sol brûlant pendant les
voyages. Quant aux chaussures européennes, on peut
estimer à une dizaine les Abyssins qui en usent. On va
également toujours tête nue; la mode des chapeaux
de feutre s'introduit cependant plus que celle des bottines.
Je m'arrête là ne voulant pas faire double emploi de ce
sujet.

Vous entendez dire partout et vous lisez dans tous les
auteurs que les Ethiopiens vivent très vieux, et il y avait
une tribu ancienne, parmi les 50 ou 100 peuplades que
comptait le pays au temps d'Hérodote et de Diodore de
Sicile, qu'on appelait même les *Macrobiens*, de même
qu'il y avait les *Mégabares* à côté des *Pygmées*.

Je ne puis souscrire à cette opinion ; dès 50 ans les
Abyssins ont l'air âgé ; les hommes de 60 et 70 ans sont
nombreux, il est vrai, mais au-dessus ce sont des raretés ;
les octogénaires et les centenaires sont bien plus nombreux en Europe, surtout en Turquie. Je crois cependant
que la moyenne de la vie est supérieure à la nôtre qui est,
au xx° siècle, de 48 ans (augmentation de 10 ans sur celle
du xix° siècle); cela tient à la rareté de la tuberculose et de
l'alcoolisme, comme nous l'exposerons au chapitre II,
ainsi qu'à celle du cancer qui est bien moins fréquent que
chez nous ; des statistiques que j'ai entreprises dans mon
dispensaire et que j'espère compléter, m'ont prouvé ces
divers points. Il faut ajouter qu'il est difficile d'avoir
l'âge exact d'un homme en ce pays où il n'existe aucun
registre d'état civil ou ecclésiastique ; si vous interrogez
quelqu'un sur son âge il vous dit : « Au temps du Négus
Théodoros II ou du Négus Jean VI, j'avais tel âge » ou du
moins, « j'étais soldat, je chassais, j'étais *gobèze* » (adulte
et brave). A vous de savoir que Théodoros II est mort en
1868 et Jean VI, prédécesseur de Ménélik II, en 1889 ; à
vous également d'estimer l'âge d'un soldat abyssin, d'un
chasseur, d'un gaillard... Il vous dit encore : « J'ai vu
passer tant de fêtes de *Maskale* (la croix, fête nationale chez

ce peuple qui a tant lutté pour la défendre contre le croissant). Toutes ces incertitudes vous obligent à une approximation de 10 ans environ ; il n'y a pas de quoi satisfaire un statisticien !

Le Galla, généralement mangeur de légumes et buveur de lait ou de tedje (hydromel) peu fermenté, vit notablement plus vieux que l'Abyssin ami du *brondo* et du *birilli* (carafon dans lequel se boit, à la régalade, la boisson nationale).

Nous faisons ailleurs le parallèle entre les deux races dominantes de l'Ethiopie du Nord et le Galla du Sud. Les différences qu'on observe sont évidemment dues au régime alimentaire respectif des deux peuples. L'Abyssin est vif, pétulant, fier, brave, colère, chicanier, éloquent, intrigant, inconstant ; commerçant retors et astucieux, avide de réaliser immédiatement ses efforts et de s'enrichir vite ; guerrier et chasseur ; plus ou moins idéaliste et artiste ; théologien ergoteur, métaphysicien, superstitieux et magicien. Le Galla, au contraire, est calme, doux, patient, droit, franc ; ami des travaux de la campagne qui demandent de la longanimité, modéré dans ses désirs ; ne demandant qu'à vivre en paix, pour « voir errer ses bœufs », et multiplier ses troupeaux ; pacifique, sinon encore pacifiste ; terre-à-terre dans ses conceptions philosophiques et artistiques ; sans religion, peut-on dire, malgré son vague fétichisme consistant à oindre un arbre de beurre et à danser autour en invoquant *Ouakka* (Ciel-Dieu). Or, si nous examinons le régime de l'un et de l'autre, nous constatons que l'Abyssin mange au moins 10 fois plus de viande crue que le Galla, boit deux fois plus de bière, quatre fois plus d'hydromel et cent fois plus d'eau-de-vie. Le Galla ne mange la viande que 2 ou 3 fois par mois et ne s'enivre qu'à ces occasions, qui sont celles d'un bœuf tué pour fête, sacrifice ou maladie ; il boit cent fois plus de lait que l'Abyssin et aime non moins le beurre ; il ne mange pas de poulets et encore moins des œufs qui ne sont pas mis au monde, d'après lui, pour être avalés, mais pour produire des poules ; le poisson est méprisé et tenu pour aliment de pauvres hères, tandis que les tribus les plus sauvages le remplacent par la chair de crocodile. Les Gallas Aroussis se contentent généralement de *gonfo* (pâte de céréales) tandis que les troupeaux paissent nombreux et que le lion s'en nourrit plus que le propriétaire. D'autres tribus gallas se nourrissent de racines riches en fécule du *Musa insete*, de maïs et de choux-palmiers, sans connaître presque la viande et les spiritueux. Les Gallas Hokous sont cruels autant que carnivores, ne se nourrissant guère que de la chair d'hippopotames, de rhinocéros, d'éléphants et de crocodiles. Les Gouragués, race abyssine isolée du tronc commun et surprise en pays Gallas par les invasions du terrible Mohamed Gragne (xvi° siècle), qui mit l'Ethiopie à deux doigts de sa perte, et qui fut vaincu par les Portugais, ne se nourrissent guère que de pois-chiches, œufs, insectes, et mangent peu de viande ; aussi leur caractère est-il intermédiaire entre celui des deux races extrêmes. Ajoutons que ce sont ces « mangeurs de pois-chiches », comme on les appelle ici, qui sont les plus industrieux parmi les populations éthiopiennes et font tous les travaux qui demandent de la dextérité et de l'endurance (cordiers, peauciers, puisatiers, architectes, maçons, manœuvres.....). Cette question du rapport du régime alimentaire et des qualités physiques ou morales mériterait d'être étudiée avec détails.

La calvitie est, dit-on dans le monde savant, rare chez les Ethiopiens, c'est vrai, mais pas autant qu'on le dit. Je l'ai rencontrée même dans les races les plus inférieures, les races nigritiques proprement dites, comme par exemple les chankallas. Dans beaucoup de ces cas on peut penser, il est vrai, à une calvitie spécifique ou parasitaire (teigne faveuse, tondante, pelade.,..). La calvitie existe donc malgré la rareté en ce pays du tempérament arthritique.

Un mot aussi des déformations congénitales et des déformations professionnelles. Les premières sont rares chez ce peuple-nature ; on n'en rencontre pas une sur 100 malades qui se présentent pour n'importe quelle affection au dispensaire. Le strabisme seul est assez fréquent. Je n'ai vu que deux ou trois cas de pieds-bots et un seul pied plat valgus douloureux. Les becs de lièvre sont par contre fréquents. Les seules malformations qui frappent par leurs fréquences sont celles des pieds et des mains. Serait-ce le fruit des troubles de développement fœtal dus à la syphilis ? ou bien ces cas sautent-ils davantage aux yeux chez ces marcheurs pieds-nus et sans gants ? Le fait est que j'ai vu à Adis-Abéba 3 ou 4 cas de mains ou pieds en « pinces de crabe » et de syndactylie, et un cas de polydactylie aux pieds (six orteils d'un seul côté). — Les bossus, enfin, sont excessivement clairsemés, ce qui se comprend puisque les causes de déformations scoliotiques n'existent pour ainsi dire pas ici. Un seul cas de spina bifida et quelques luxations congénitales de la hanche.

Parmi les déformations professionnelles on n'en peut guère trouver que deux ou trois, étant donné que tous les métiers sont primitifs, s'exerçant sans fatigue comme sans gêne. L'une de celles qui frappent le plus est le creusement de la région sacro-lombaire et son élargissement, chez les esclaves porteuses d'eau, d'hydromel ou de bière dans de grandes amphores en terre cuite de la contenance de 30, 40 et même 50 litres. Ce métier étant exclusivement un métier féminin (un Abyssin se croirait absolument déshonoré de porter l'eau, de moudre ou écraser le grain, préparer la bière...), ces pauvres femmes portent sur les reins, fixés par un drap ou une corde passée dans les trois anses liée sur les seins par devant la poitrine, des récipients de ces liquides depuis la plus tendre enfance (8-10 ans) jusqu'à la vieillesse, pendant plusieurs heures par jour, suivant même le patron dans ses voyages ou expéditions guerrières. La déformation dont il s'agit reproduit exactement la forme et les dimensions de la panse circulaire du pot.

Avant de passer au chapitre II, où je détaille les maladies les plus courantes et leurs traitements indigènes, on sera peut-être aise d'avoir une idée générale de leur fréquence relative. Voici une statistique que je dois à mon excellent confrère et ami le Dr Licoln, de Castro, médecin de la Légation d'Italie, portant sur plusieurs années :

Sur 100 malades il y a :

Maladies chirurgicales........ 41
— médicales......................... 27
— syphilitiques et vénériennes........ 21
— des yeux. 12
— cutanée,......................... 9

D'après mes propres recherches sur les quatre derniers groupes, en négligeant le ténia et autres maladies parasitaires comme la gale et les teignes, la syphilis vient en tête de toutes les maladies ; la blennorrhagie la suit de bien près, si elle ne la dépasse ; puis viennent les bronchites simples, les gastralgies que j'appelle « berbériennes », dues à l'abus du piment rouge ; le paludisme, inconnu à Adis-Abéba, mais commun parmi les caravaniers et les chasseurs : les diarrhées d' « été » et colibacillose ; grippes, pneumonie franche ou grippale ; angine pultacée et stomatites ; maladie nerveuses et psychoses ; tuberculose, etc..... Comme nous le verrons aux *Accouchements*, les dystocies sont étonnamment rares.

Voici, pour terminer, une série de données phrénologiques, sous forme de dictons, recueillies au cours de conservations :

— Qui a grosse tête a science. — Les yeux bleus sont des yeux de chat. — Les lèvres fines sont marque d'indiscrétion. — La poitrine large indique domination sur ses semblables et persuasion. — Les hommes sveltes sont détestés, repoussés ; on dit qu'*ils n'ont pas d'ombre* ; Avoir de l'ombre, c'est avoir de la valeur ; on dit par exemple : Tel Ras ou tel Dédjaz a de l'ombre, pour dire qu'il est un homme de valeur. — L'homme aux cheveux soyeux est coquin. — *Les petits yeux voient plus loin que les grands.* — Les malédictions des hommes qui ont la langue noire (taches mélaniques sur la muqueuse buccale) portent leur fruit. — Ceux qui sont velus ont la bénédiction de Dieu dans leurs entreprises et l'abondance des biens ; qu'on est loin du proverbe latin : *vir pilosus, tuberculosus aut libidinosus* ! — Le cou svelte fait la beauté de l'homme et de la femme. — *On reconnaît la femme aux pieds* ; les pieds chinois étant très prisés comme élément de beauté. — Les cheveux blancs indiquent un caractère inquiet et remuant. — L'homme de haute taille est fort. — *L'homme de petite taille en a autant sous terre* ; pour dire qu'il est malin, intrigant ; un autre proverbe dit qu' « il ne faut pas mêler au conseil un homme petit : il brouillerait tout ! », « c'est un petit coquin ! »

CHAPITRE IV

**Pathologie interne : « Kousso », le mal et son remède ;
particularités de l'administration ; autres ténifuges ;
ascarides.**

Parcourons, les unes après les autres, les maladies du
pays, dans l'ordre approximatif de leur fréquence ; voyons
les idées que les indigènes s'en font ; les remèdes qu'ils
emploient ; informons-nous de l'étiologie et de la patho-
génie selon eux, de la symptomatologie et du traitement.
Nous aurons soin de demander chaque point à deux ou
trois Abyssins au moins, afin de confronter leurs déposi-
tions et de compléter les renseignements des uns par ceux
des autres ; nous consignerons également toutes les observations personnelles que nous aurons pu faire comme
médecin du Gouvernement. Encore une fois c'est un sujet
vaste et une tâche ardue qui mérite d'être traité autrement qu' « au pied levé » comme je le fais, en 3 ou
4 années, comme je me le proposais tout d'abord, sans
certaines circonstances indépendantes de ma volonté, circonstances qui ont été simplement une consécration de
cette « bonne volonté » : *invidia hominum mala, medicorum
pessima !...*

D'aucuns se sont proposés de faire traduire certains
écrits, vieux parchemins en gheeze (extraits d'Hippocrate,
de Galien, d'Averrhoès et autres) qui font autorité en
la matière ; mais sans compter qu'il n'y a là aucune difficulté que je sache, on s'aperçoit, dès le premier coup
d'œil, que, comme dit le bon Rabelais, « tant plus y estu-
dions, tant moins y entendons ». Cela se conçoit : il faut

avoir les idées et les théories des temps passés pour comprendre des ouvrages de ce genre. Aussi je me contente de relater modestement ce qui suit, sûr d'être plus à la portée des lecteurs. Pareil travail d'ensemble n'ayant pas été non plus publié, que je sache, malgré les 2.400 écrits sur l'Ethiopie, les hommes de l'art y verront peut-être aussi quelque intérêt.

*
* *

I. Kousso ou *Cousso* (les indigènes disent *kosso*). — Il est de toute justice de commencer par le kousso, maladie essentiellement abyssine, comme aussi plante originaire du pays. « A tout seigneur, tout honneur » : l'on peut dire que le kousso est la reine des maladies du pays, l'hôte de tous les intestins, la hantise de tous les cerveaux ; il faut renoncer à dresser une statistique de cette affection : tout Abyssin honnête l'a, l'a eue, ou l'aura.

Le mot kousso désigne le ver solitaire et son remède. Tandis qu'en France, ce ver est, 99 fois sur 100, celui donné par la viande de bœuf dont les amas graisseux contiennent l'embryon, en Ethiopie c'est 100 fois sur 100 celui-là, le *taenia inermis* ou *saginata* ; l'autre, le ténia armé ou *taenia solium*, n'est pas connu ici, pour la raison que les Ethiopiens, tant chrétiens que musulmans et juifs (Falachas, descendants des Israélites émigrés ici au temps de Nabuchodonosor, Roboam et Titus) et même païens fétichistes (Gallas, Oromos, Chankallas, etc...) ne consomment pas dans leur alimentation ordinaire de chair porcine.

L'idée que les indigènes se font de l'origine de la maladie n'est pas très éloignée de celle de nos paysans. Voici ce chapitre de leur pathologie : les plus ignorants ne conçoivent pas comment cet étrange hôte s'est incarné en eux, et se contentent de l'explication qui reporte tout à la cause première directement : « C'est Dieu qui le donne ! » De plus avancés se doutent bien qu'il vient de la viande et spécifient même que le ragoût au piment rouge ne le donne pas, mais bien le *brondo* (viande crue) et même un peu le rôti ; enfin les plus érudits savent, grâce aux Européens d'ailleurs, que le kousso provient exclusivement de la viande crue de bœuf et non de celle du mouton. Mais personne ne sait encore que ce sont les amas graisseux de cette dernière viande qu'il faut incriminer. Aussi grugent-ils avec délices la masse cellulo-graisseuse, traversée à peine par quelques stries musculaires de la bosse de leurs zébus, nid à ténias, qui peut peser 10, 15 et même 20 kilos. Un Abyssin serait bien embarrassé pour vous dire lequel il préfère de l'estomac du ruminant ou de sa bosse providentielle. Encore moins serait-on capable de vous dire ou même d'admettre que ce parasite est à l'état embryonnaire chez le bœuf, à l'état adulte chez l'homme ; inutile de leur parler de la génération alternante et de la nécessité d'un hôte intermédiaire variant suivant l'espèce de ver (bœuf, porc, certains poissons). Ils ne vous croiraient pas plus que si vous leur parliez de microbes ou du mouvement de la Terre volage autour du Soleil fixe ; ils seraient capables de vous taxer de folie alternante ; comme quand vous leur parlez de rotation de la Terre, ils vous prennent en pitié et vous disent, sauf votre respect : « C'est ta tête qui tourne ! » — Ils croient à la génération spontanée du ténia dans l'intestin, comme les anguilles naissaient, pour Aristote, du sable du rivage, ou comme les souris prenaient corps dans un fromage, pour Van Helmont ! Mais sans remonter à Aristote et son continuateur du xviie siècle, et toujours dans le but d'excuser ces braves Abyssins, nous dirons que dans sa relation du double voyage à la cour du grand-père de Ménélik (1840), Rochet (d'Héricourt) écrit : Cette maladie provient sans doute de l'usage immodéré des aliments pimentés à l'excès et du pain de thèfle qui est très mucilagineux (le thèfle ou *tief, poa Abyssinica,* est une graminée qui donne des graines sésamoïdes dont l'indigène tire ces crèpes de pain si délicieuses à manger, et qui font la base de sa nourriture). Etaient-ce là les idées des Abysssins de ce temps ?

Si nous passons à la symptomatologie et au diagnostic, nous constatons que les Abyssins ne soupçonnent leur hôte qu'à la vue ; ils font, comme on dit, « un diagnostic à la Capuron » (accoucheur célèbre pour avoir soutenu *mordicus* qu'on ne peut diagnostiquer une grossesse gémellaire qu'après la venue au monde du second enfant ?) Ils ne connaissent pas les sensations spéciales de faim, vertige, salivation, nausées, prurit nasal, toux spasmodique, spasme laryngée, épilepsie vermineuse, etc. ; tous signes d'ailleurs assez frustes et rares. Je conçois que ces symptômes, pour la plupart nerveux, n'existent pas chez des races aussi peu *nerveuses*, si je puis m'exprimer ainsi, que les 10 ou 12 races qui peuplent l'Empire des Négus ; ou que, s'ils existent, ils ne soient pas pris en considération par un peuple aussi peu observateur que celui-ci.

Je n'ai pas pu pénétrer l'idée qu'ils se font de l'évolution et du pronostic du mal ; j'ai seulement remarqué qu'ils en ont une frayeur peu commune, une sorte d'obcession qui leur rend légers les risques des remèdes indigènes. On s'en console, il est vrai, en se persuadant que le ténia immunise contre la plupart des autres maladies, lui attribuant l'état sanitaire généralement très bon du pays. Tel qui ne débourserait pas un quart de thaler pour une visite médicale urgente qui lui sauverait un parent ou un ami, donne volontiers un thaler et quart pour avoir un ténifuge européen que le Négus a pour ainsi dire monopolisé, à l'instar du tabac ou des allumettes chez nous. Ils n'ont ni diagnostic différentiel ni anatomie pathologique du chapitre ; du ver ils ne connaissent que les cucurbitains. D'ailleurs, en parasitologie du genre, ils ne connaissent que le kousso et les ascarides ; il existerait une autre variété de ténia que donne un grand poisson des lacs de l'intérieur, un bothryocéphale probablement.

Passons au traitement. Il est solennel ; l'indigène s'en inquiète plusieurs jours d'avance ; effectif, et mêlé de pratiques superstitieuses, comme on le verra. Le kousso ! Qui dit kousso, dit le quart de la pharmacopée abyssine, le dixième de la flore du pays, à certaines altitudes, autant du moins que le *tief* et le *berberi*. Peu s'en faut que *Kosso-biet* « maison de kousso », ne soit synonyme de pharmacie. C'est une plante cataloguée même dans la pharmacopée européenne, sous le nom d'*Hagenia abyssinica* ou de *Brayeria anthelminthica*; son nom de *Banksia* lui a été donné par Bruce, célèbre voyageur écossais (1770), en l'honneur de sire Banks, Président de la Société royale, auquel il avait dédié une plante qu'il crut avoir vue le premier, comme il le crut aussi pour les Sources du Nil. C'est un arbre de haute taille, de la famille des Rosacées, à feuilles vert-pâle, à fleurs informes vertes ou jaunes pour la plante mâle, rouges pour la femelle. Le kousso rouge est de beaucoup le plus actif; ici, qui en possède un pied, possède une petite rente. Ce sont les fleurs femelles qui ont le plus de principe actif, la kossine et la kossotoxine. Sa saveur amère et désagréable fait faire « la mine » à l'indigène si peu délicat pourtant en saveurs et en odeurs, comme on peut voir à l'usage du beurre rance dans leur cuisine, et sur leur personne comme cosmétique. C'est une des raisons pour lesquelles on l'a remplacé chez nous par la fougère mâle. Les Abyssins estiment si haut leur kousso, qu'ils le disent un bienfait de la divinité, un don de Dieu à son peuple: « Si les Européens le connaissaient, se dit-on, ce qu'ils nous le feraient payer cher ! » On raconte que dans l'ancien temps les Éthiopiens évitaient de voyager en dehors de leur pays de peur de mourir par la privation de leur médicament, ou bien ils prenaient une provision de route.

Voici comment ils s'administrent ce ténifuge national, qui n'est pas si inefficace qu'on le pense, car le succès est la règle, sans compter que son prix de revient est dérisoire: pour une piastre (0,15 cent) on vous en donne assez pour trois ou quatre doses. Ce sont de vieilles femmes qui le débitent, et l'on sait que la mère du grand empereur Théodoros II, deuxième prédécesseur de Mélénik, mort suicidé à Magdala assiégée par les Anglais (1868), vendait du kousso dans les rues de Gondar; c'était même un surnom qui avait le don de mettre hors de lui l'aventurier parvenu, et que ses ennemis lui lançaient à tout propos à la figure: « Fils de la marchande de kousso ! »

On écrase finement entre deux pierres une poignée de fleurs fraîches ou mieux sèches, mais toujours de quelques semaines; c'est la même molette qui sert à broyer le grain, le berbéri et le kousso. On jette macérer le tout 15 à 30 minutes dans une tasse d'eau tiède (environ un quart de litre); les palais délicats préfèrent le tedje ou hydromel, la bière ou le petit lait, comme excipient. On avale le tout le matin à jeun, sans en laisser un brin, sans passer au linge fin. Aucune diète la veille ; tandis que chez nous on prescrit la diète pendant 24 heures, ici, on donne à manger beaucoup la veille, « afin que l'effet soit plus abondant ». On ne prend rien jusqu'à résultat cherché. On recommande d'être tout seul afin d'éviter plus sûrement « l'ombre d'une personne, homme ou femme, qui aurait fait droit cette nuit à ses devoirs conjugaux », car une telle ombre jouit de la curieuse propriété indiscutée de faire avorter le remède ; les naturels mettent sur le compte d'une pareille rencontre, l'échec ou le rejet par la bouche du médicament. On doit également se garder des hommes dénommés « enfants d'os » *yatint lidje* : ce sont ceux qui sont nés après 1, 2, 3... ans de vie intra-utérine (voir à l'article des *accouchements*). Inutile d'ajouter que les superstitieux (qui ne l'est pas chez ce peuple nature ?) se gardent du « mauvais œil » par forces chammas et draperie. Enfin, on se garde du soleil assassin, en se blotissant dans un réduit, à l'abri de ses rayons. Je connais plus d'un Abyssin instruit qu'on croirait européanisé, qui se conforme scrupuleusement à ces préceptes. L'un d'eux me disait : « Oh, j'ai surtout peur du regard et de l'ombre d'une personne qui aurait couché cette nuit avec son conjoint ! Je suis sûr de rendre immédiatement le kousso ! » Je le crois, et suivant en cela le précepte d'un de mes plus illustres maîtres, je ne traite pas par le mépris ces préjugés populaires, et cherche plutôt à me les expliquer; c'est, je crois, un effet de suggestion; déjà le remède produit de soi-même des vomissements, de la céphalée, la prostration; quoi d'étonnant que l'idée fixe de vomissement passe à sa réalisation à la vue d'une personne qu'on devine être dans les conditions ci-dessus ?

Depuis que j'ai ouvert la Policlinique et Pharmacie « la Géorgie », bien des Abyssins se sont présentés me demandant un remède pour *l'ombre d'un homme qui a couché avec une femme*; comme on comprend, c'est le bleu de méthyline, ou autre remède psychique, que j'ai présenté comme absolument efficace. Pour peu qu'il ait bon caractère, un médecin se fait souvent quelques pintes de bon sang en ce pays de braves gens !

Le kousso produit parfois des effets absolument désastreux ; on a vu des syncopes mêmes mortelles ; il y faut remédier par le café chaud, une injection d'éther même ; j'ai soigné beaucoup de ces victimes : gastrites et gastro-entérites quelquefois épouvantables dont j'ai dû calmer les atroces souffrances accompagnées de vomiturations, par la morphine associée au chloroforme en potion. Il y a presque toujours un abattement notoire et chaque fois mes domestiques revenaient de leurs « congés pour kousso », me dire avec une mine pitoyable, et balançant la tête : « *Kefou, guêta, Kefou* ». « C'est mauvais, Monsieur, mauvais ! » On rapporte que pour se venger d'un de ses ennemis qui s'était promis de « prendre vivant ou mort le fils de la marchande de kousso », le terrible Théodoros, ajoutant l'amertume de son sarcasme à celle de son produit, invita le révolté capturé à un grand repas ou pour tout manger et tout boire, il servit du kousso. Ceux qui prétendent que Théodoros ne s'est point forgé une généalogie, et est bien, comme les autres Négus, de la lignée salomonienne, avancent qu'il se donnait lui-même le sobriquet de « fils de la marchande de kousso » pour signifier sa sévérité implacable. — A l'approche de la date bimensuelle où il faut prendre le kousso, on voit les Abyssins s'inquiéter ; pour se donner du courage on se répète : « *Doro mâta, doro mâta !* », « ce soir j'aurai du poulet (pot-au-feu) ». On dit aussi : « Le jour du kousso que n'ai-je cent mères ! » Un chant populaire et guerrier porte : « Le soldat qui a peur dit à sa femme : donne-moi du kousso ! » (pour se dispenser d'aller à la bataille). — Malgré les craintes que cela inspire, il faut pourtant prendre

le remède, de peur que « passés deux mois, le ver ne sorte
par la bouche ». Malgré tout cela, beaucoup d'Abyssins
vaquent à leurs affaires après avoir pris le remède. —
Pour donner une idée des terreurs qu'inspire ce remède
aux indigènes, et de la résistance de ces gaillards rien
moins que délicats en fait de drogues, j'ajouterai qu'ils
prennent le remède européen en faisant la causette et
vaquant à leurs affaires toute la journée.

L'effet se fait attendre de 3 à 6 heures. Il me semble que
si les indigènes prenaient ce précieux remède suivant les
règles de l'art, la plupart des inconvénients seraient évités
et l'insuccès, qu'ils attribuent à des causes si imaginaires,
deviendrait l'exception, enfin l'expulsion du ver se ferait,
le plus souvent, avec la tête, en 1 ou 2 heures. Comme il
est possible que ces pages leur tombent entre les mains, je
leur donne le *modus faciendi* qu'ils varieront suivant certaines circonstances : 1° Rester 24 heures à la diète au
lait, bouillon, décoction d'orge, ou même à l'eau pure,
afin d'affamer et affaiblir l'hôte de l'intestin ; — 2° prendre
le lendemain matin, en une fois, une macération de 15 à
20 grammes de fleurs femelles (fleurs rouges) sèches,
pilées ; c'est le poids de 2 ou 3 quarts de thaler, dans
250 grammes d'eau tiède refroidie ; c'est le poids de 8 à
10 thalers ; au cas de fleurs fraîches, il en faut doubler le
poids ; — 3° Si, au bout de 2 ou 3 heures, il n'y a aucun
effet prendre 20 à 30 grammes de sulfate de soude (sel
anglais) ou mieux une demi-cuillerée à soupe d'huile de
ricin. Rester tout ce temps au lit.

Décrivons la suite des usages abyssins ; si le ver s'est
fait attendre, on ne tente rien et l'on prend le lendemain
et même plusieurs jours de suite le même remède aux
mêmes doses. A partir du troisième jour les proches
commencent à s'inquiéter et incitent le malade à manger
beaucoup, « afin de pousser vers le bas le kousso, de peur
qu'il ne monte à la tête ». Vous voyez d'ici leurs connaissances anatomiques, et les anastomoses autres que nerveuses, qu'ils établissent entre le cerveau et le tube digestif ! — Si on a eu de la chance, on élimine le ver dans une

fossette creusée dans un coin du jardin, qui remplace le « pot plein d'eau tiède des apothicaires ». Cela a même un avantage, c'est qu'il empêche la dissémination ultérieure des cucurbitains et des germes, car si la fossette est assez profonde les cucurbitains pourrissent sur place avec les œufs dont ils sont bourrés, et ne se répandent pas sur le gazon, remontés par les vers de terre, les limaces et divers insectes, pour réinfecter les bovidés. — Le sujet se rince alors la bouche et l'estomac à l'eau tiède, en s'aidant de titillations de la luette avec une plume de poulet. Il ne doit le même jour prendre ni viande crue, ni lait, sous peine de revoir son ver à brève échéance ; il ne doit non plus boire d'eau pure, mais de l'hydromel ou du talla. — S'il arrive que le ver soit rejeté par la bouche, un prêtre est appelé qui lit un certain verset et un psaume de David. Dans les cas rebelles on fait appel au sorcier, ou bien on bat la campagne pour dénicher les herbes les plus bizarres qui sont ajoutées au kousso.

Le kousso se prend régulièrement tous les deux mois ; on sait que le ténia met ce temps pour reprendre sa longueur ; plus exactement c'est 72 jours qu'il faut pour que les anneaux du cou de la bête arrivent à devenir les anneaux mûrs, en d'autres termes que la tête du ver bourgeonne en des cucurbitains mûris qui se détachent. C'est une mauvaise pratique de prendre le kousso tous les deux mois ; il ne faut pas reprendre le ténifuge avant deux mois et demi révolus si l'on veut avoir le maximum de chance pour éliminer aussi la tête du parasite.

Ici on prend le remède qu'on ait ou qu'on n'ait pas le parasite, tout comme chez nous certains « neurasthéniques de l'intestin », des hypocondriaques, prennent leur médecine à date fixe. C'est tellement fréquent que les domestiques d'une maison vous répondent couramment : « le Maître a pris son kousso ! » ou plus simplement : « il a pris le médicament ! » pour vous dire : « il ne peut vous recevoir. » — Le Nagadras Haïlé Guiorguis, le distingué ministre des Affaires étrangères et du Commerce, me prie un jour de visiter un de ses parents malades chez qui il m'accompagne avec toute la suite nombreuse qui escorte un personnage de sa situation ; après la visite, je lui fais dire, par mon interprète, que j'ai à causer avec lui d'une affaire importante et l'irai voir le lendemain : « Pas demain, répond Son Excellence ; je prends mon kousso ! » Je ne pus retenir un sourire qui le fit un tantinet rougir sous son teint cuivré. « *Le Maître a pris son kousso !* » ou « je prends mon kousso ! » mérite de passer en proverbe comme l'*échi-naga*, « oui, demain » quelque chose d'analogue au *péki Effendim !* des Turcs, formule d'atermoiement et de renvoi des affaires aux calendes... abyssines.

Un autre remède réputé héroïque contre le ténia est l'*enkoko* ; les indigènes y ont recours quand le kousso a raté plusieurs fois. Ce sont des graines noires à pellicule gauffrée, de la grosseur des grains de poivre noir ; pour une piastre on en a, au marché, assez pour deux doses. Voici son mode de préparation : faire bouillir 2 à 3 heures jusqu'à ramollir les coques ; écraser sur un tamis et recueillir la purée qui passe dans deux grands verres d'eau ; laisser encore la macération se continuer jusqu'au lendemain matin, où l'on avale un verre à jeun ; le second verre se prend trois heures après ; déjà au premier il y a une selle abondante ; en tous cas, une demi-heure après le second, le ténia est expulsé ; ramassé sur lui-même, en boule, comme avec la Pelletierine Tanret. Le goût n'en est pas désagréable, on donne l'enkoko aux enfants qui se refusent au kousso, dans du miel ou des crêpes de pain, d'autant plus acceptable que la macération et le tamisage le réduisent en une pâte couleur chair légèrement brune, qui n'effraie pas les gosses. Il a pour caractéristique de colorer les urines en rouge foncé, presque noir, comme quand il y a des décharges d'urobiline dans la rétention biliaire ; cela le rend quelque peu impopulaire. Les 5 ou 6 cas où je l'ai vu employer, il n'a point produit de désagrément grave. Dans un des cas le ténia n'a pas été expulsé, mais est resté mort dans le corps, produisant des phénomènes d'intoxication vermineuse par résorption d'un corps putréfié ; on n'avait pas donné la dose suffisante, et, d'ailleurs, un lavement acheva l'effet du remède ; — dans un autre cas, il y eut du subictère des conjonctives ; — dans le troisième, beaucoup de douleurs, dues à une prise irrégulière du remède. Dans la moitié des cas, le parasite a été expulsé, tué et il n'y eut aucun cas d'accidents à ma connnaissance. C'est en somme un ténifuge assez fidèle dont les inconvénients sont plus apparents que réels. L'arbre qui produit ces graines est de moyenne taille, à feuilles entières vert sombre rappelant en tous points celles du camélia. Je n'en connais pas les fleurs, pas plus que le nom scientifique ; c'est peut-être le *Mœsa picta* (Myrsinées), mais cette dénomination s'applique plutôt au *Kalahoa*, ou encor au *Souria* (?) La dose pour adulte, chez les indigènes, est une poignée pleine de graines sèches.

Un troisième ténifuge est le *moussenna* (*albizia anthminthica*, légumineuses) ; c'est l'écorce qui contient le principe actif et qui est employée ; on en jette l'épiderme ; gros comme le quart de la main, on l'écrase et on le boit dans une corne d'eau ; on peut le mélanger à une eau miellée ; 3 à 4 heures après le parasite est éliminé, sans douleur ni nausées mais beaucoup de selles.

Un quatrième et non des moins bons, est *l'oguert*, dont nous avons parlé dans les Généralités ; cinq ou six morceaux gros comme le bout du pouce, de la racine réduite en poudre avec des graines oléagineuses. Il y en a encore une dizaine d'autres : le *tasma-kousso*, le *kalahoa* ; le *katchamo*, très vanté ; le *koussala* ; le *tadjé* qu'on a nommé, comme beaucoup d'autres plantes, *myrsine africana* ; on en prend les fruits.

Les Abyssins n'ignorent pas les propriétés du grenadier ; ils en emploient l'écorce du tronc et des branches plus souvent que des racines ; car il leur est plus difficile d'obtenir celles-ci : il est très estimé mais les personnages seuls peuvent s'en procurer. Ils en obtiennent de si bons résultats qu'ils appellent ce remède « kosso stérilisateur », pour dire que la tête du ténia est expulsée. Le grenadier étant fort rare en ces climats, on utilise l'épluchure des fruits aussi bien que les branchages et les radicelles. On le prend en décoction très forte.

Nous avons mentionné à maintes reprises le *tasma-mar* ou miel d'un genre d'abeilles ressemblant beaucoup aux fourmis et produisant, comme une variété de fourmis du Mexique, un miel fluide d'un goût aigrelet ; ce même hyménoptère produit, comme cire, une substance élastique rappelant le latex de *landolphia* (liane à caoutchouc) ; cette substance forme le nid, masse ronde percée d'une seule ouverture ; le *tasma* niche sous terre, comme les termites. Les Abyssins utilisent ce genre de cire élastique comme drastique ; c'est le *tasma-kosso* ou « tasma-purgatif » ; on en confectionne des pilules avec la farine de pois chiches ; de ces pilules on en prend sept, de la grosseur d'un pois chiche. L'effet en est si violent, qu'on en peut mourir, si on dépasse la dose. — Je n'ai pas vu employer les graines de courge qui n'existe guère au Choas.

Il semble que la nature ait mis le remède à côté du mal : *ubi malum, ibi remedium*. Je n'ai mentionné que les principaux : on peut dire que tous les simples à propriétés drastiques sont utilisés dans ce but. Mais le kousso garde la faveur des indigènes ; sa popularité ne commence à être ébranlée que par nos capsules ténifuges de fougère mâle et calomel.

II. Ascarides. — On ne sait rien sur leur origine, quoique beaucoup d'enfants, et même des adultes, soient porteurs de ces vers. Ils savent seulement qu'il ne faut pas donner d'eau à boire aux enfants, mais du lait ou du talla léger, si l'on veut leur éviter les *ouosfat*. Comme remède, on donne les graines d'une plante qui vient d'Arabie, nommée *ché*. Comme produits indigènes on connaît le *raskimer*, arbuste bas, dont le tronc laisse monter les branches élancées et flexibles, à fleurs jaune de feu, groupées en étage de 10 en 10 centimètres ; ces fleurs rappellent le *phlomis*, de la même famille

(Labiées). On utilise les feuilles pilées, macérées et exprimées ; la dose pour enfant est la grosseur du bout du doigt, de la pilure. Il m'est arrivé bien des fois de voir de pauvres petits à qui on avait administré ce poison, et qui l'avaient rendu avec les vers par la bouche. On m'assure que chez les grandes personnes l'effet est prompt et définitif, tout comme avec notre excellente santonine. Un troisième remède est *l'atoutche* ; on en écrase et macère la racine, gros comme le bout du petit doigt ; on doit cueillir sur trois pieds, sinon pas d'effet. Le *merenz* (*Strychnos abyssinica*) aurait aussi des effets ascaridifuges. Un quatrième est *l'azamer*, grand arbre des altitudes moyennes, dont on triture les feuilles avec du blé et qu'on boit dans une tasse d'eau ou d'hydromel. Un cinquième est le *katto*, dont les graines, semblables à l'orge, sont bouillies au nombre de 5, 7, 9, avec des lentilles, écrasées et prises dans une potion. Le médecin vous demande le nombre d'ascarides que vous voulez éliminer, pour vous donner autant de ces graines miraculeuses. Je pourrais, comme pour le kousso, citer encore quatre ou cinq simples ; mentionnons seulement la racine d'une plante dont on ne veut pas divulguer le nom : il suffit de délacérer une de ses racines et de s'en entourer l'abdomen ; en quelques heures les vers sont éliminés totalement, m'assure-t-on. Nous verrons, au cours de cette étude, bien d'autres simples mirobolants dans ce genre. Il faut se garder de rire tout en n'y ajoutant pas foi. Il n'y a pas que l'Europe occidentale à avoir ses marchands d'orviétan ; l'Afrique orientale a les siens ; les foules sont partout les mêmes ; les meneurs aussi.

CHAPITRE V

Maladies Vénériennes

III. Syphilis. — Vous entendez dire couramment le vulgaire Européen d'Ethiopie, et les hommes de l'art font chorus avec lui, que tous les Ethiopiens, ou peu s'en faut, sont avariés. Notre statistique, quelque rapide qu'elle soit, n'ayant porté que sur trois mois, nous a démontré qu'il n'en est rien. Je laisse de côté l'aristocratie et la classe riche, chez qui la proportion est au moins triple ; mes investigations ont porté sur les classes pauvres et moyennes qui constituent les 8/10° de ma clientèle du dispensaire. Eh bien, j'ai trouvé globalement 27 avariés sur 100 malades qui se sont présentés pour n'importe quoi. Il faut légèrement augmenter ce nombre de ceux qui ignoraient ou essayaient de cacher leur mal. Pour complaire à ces confrères qui octroient si généreusement à tous les Abyssins un mal si terrible, et pour arrondir les chiffres, je dirai qu'on peut rencontrer à Adis-Abéba 30 malades de ce genre sur 100 hommes. Or, en Europe on estime généralement qu'il y en a 10 sur 100 qui ont cette affection. La différence n'est donc pas colossale et ce n'est pas la peine d'en profiter pour déverser sur ce pauvre peuple ses provisions de bile et de venin. La maladie est encore moins répandue si l'on considère les Ethiopiens sans les Abyssins ; ainsi les parties des pays Gallas et du Kaffa, où ceux-ci n'ont pas mis le pied, en sont indemnes d'après le témoignage des voyageurs. Dans ces provinces, on dit en proverbe que « la femme qui se marie avec un Abyssin reçoit la syphilis en même temps que le *mateb* (cordon bleu ou noir qui se porte au cou, comme signe de chrétien). Le capitaine Darly, un massacreur d'éléphants, qui a passé trois ans vers le Sud du Lac Rodolphe, m'assurait que les Auanderobos, une tribu de ces régions, ne connaissent ni les amharas, ni la syphilis, ni aucune autre maladie de la civilisation.

Il est cependant certain que le nombre des avariés paraît énorme en Ethiopie. Voici les raisons qui me semblent rendre compte de ce trompe-l'œil : 1° L'indigène n'a aucune honte de se dire syphilitique ; c'est, pour lui, comme ce devrait être pour nous, une maladie comme toute autre, et l'épithète de *honteux*, courante chez nous et contre laquelle hygiénistes et moralistes se sont élevés avec raison, n'existe pas ici. Il ne peut en être autrement chez ce peuple-nature auquel la fausse pudeur est inconnue, ce qui ne l'empêche pas d'être, comme nous le disons dans l'étude de ses mœurs, un des plus pudiques de l'univers. Il y a une dizaine d'années, et aujourd'hui encore dans les campagnes, pour vous dire une date ou son âge, l'Abyssin disait : « C'était l'année de ma syphilis ». « Quand j'eus ma syphilis, j'avais tel âge, et il y a de cela tant.... » Donc, tout syphilitique se déclare comme tel au statisticien, au médecin, à quiconque l'interroge sur ce chapitre intime. 2° Maladie pour ainsi dire intraitée dans ce pays, la contagion en est certes facile et fréquente, d'une part ; mais, d'autre part, ce à quoi je veux en arriver, quiconque s'y est laissé pincer en garde toute sa vie la meurtrissure, laisse la syphilis « cuire dans son jus », suivre son évolution naturelle vers la guérison par le vieillissement du virus (syphilis vieillie, syphilis traitée, dit-on) ; or, cette vieillesse est longue à venir ; c'est 20, 30, 40... ans qu'il faut attendre ; c'est donc pendant toute sa vie que l'Abyssin se classera comme malade, s'alignera dans les statistiques. L'Européen abrège ce temps par un traitement intensif et méthodique de quelques années seulement, et surtout se dérobe, par une affirmation de pureté pleine d'une sincérité dont il a le secret, aux investigations indiscrètes. 3° Dans ma statistique sont compris les hérédo-avariés. Or, chez nous la chose est des plus aisées d'éviter à d'innocentes créatures la tare dont on s'est chargé ou du moins de ne la transmettre que fort atténuée. Ici l'hérédo-syphilis est très fréquente, parce que non traitée. Le fait lui-même que la syphilis n'est pas traitée, contribue en quelque sorte à en diminuer, sinon le nombre, du moins la gravité des cas, car l'organisme, abandonné à ses propres ressources, apprend à réagir et, par une sorte de sélection, la race s'y aguerrit. Les Abyssines qui accouchent d'enfants morts ou malades échelonnés aux neuf mois, d'enfants malingres que la mort emporte à bref délai, sont légions. Aussi ceux de ces enfants qui arrivent à l'âge adulte, sont pour ainsi dire *vaccinés* et ont tous les attributs de la santé. Ma statistique porte sur la capitale, grande ville et foyer de corruption grâce à l'élément étranger ; mais la lointaine campagne ne connaît presque pas cette maladie ; tandis que chez nous la contamination de la campagne compte comme un des méfaits du militarisme et du service obligatoire. Ici même le mal ne s'est beaucoup répandu qu'au xix° siècle, avec les mouvements des grandes armées des trois derniers Empereurs. Anciennement on enfermait les syphilitiques, comme les lépreux au moyen âge. Pour me résumer, je dirai que l'avarie est à peine deux ou trois fois plus répandue que chez nous, et elle nous apparaît comme quatre fois plus ; si la malice des voyageurs et des touristes qui parcourent le pays avec la rapidité de chameaux-coureurs et la suffisance de gens aux idées arrêtées, double encore les chiffres, on comprend qu'on vienne nous dire que les 80 p. 100 des Ethiopiens sont vérolés. Voilà comment on écrit l'histoire !

La statistique ci-dessus, quoique strictement vraie, doit être modifiée pour ce fait que beaucoup de malades ne viennent pas se faire traiter chez nous, pour des raisons que je me réserve de ne pas dévoiler, mais tentent leurs remèdes indigènes plus bas mentionnés. Sans vouloir faire de jeu de mots, je dois avouer que ce sont les *civilisés* plutôt que les *syphilisés* qui ont recours aux médecins européens. Je ne saurais dire de combien il faudrait augmenter la proportion 30 p. 100 ci-dessus établie ; faut-il la renchérir de moitié, doubler même, du moins pour les grandes villes ?...

On n'est pas d'accord sur la date de l'apparition de cette maladie en Ethiopie. Dans le peuple on vous conte la légende suivante : il y a 3 ou 400 ans, *in illo tempore*, régnait un Négus qui aimait la magie ; il fit venir un magicien copte pour s'instruire. Il avait une méchante petite esclave qu'il voulut faire punir à son maître le magicien. Celui-ci fit venir le virus d'Egypte et l'esclave fut en une nuit couverte de plaies horribles. C'était la syphilis. — Les historiens du pays avancent que la syphilis a été importée chez eux par les Portugais, au début du xvi° siècle (on sait que le premier Portugais, Corvilham, vint ici vers 1492). C'est possible, mais bien peu probable, et encore moins noble de la part des Abyssins d'en accuser ces intrépides guerriers accourus au secours de leur pays en détresse qui se débattait désespérément sous l'étreinte de Mohamed Gragne, chef des Adals (des environs de Djibouti et de Zéila) leurs ennemis irréconciliables. Qu'il y eût une recrudescence des cas et de la virulence de la maladie, personne n'en doute, et il a dû se passer ici le phénomène signalé en Europe au retour de la découverte du Nouveau-Monde. On sait parfaitement que la syphilis remonte à la plus haute antiquité dans l'Ancien Monde, et la légende qui la fait venir de l'Amérique avec l'équipage de Christophe-Colomb n'est rien moins que fondée. On trouve sur des ossements égyptiens du temps des Pharaons, sur des momies, les lésions squelettiques caractéristiques du mal rongeur. On a déchiffré des descriptions de la même maladie inscrites en caractères cunéiformes, sur les briques de Ninive et de Babylone. Le saint homme Job avait peut-être ce mal. Les satiriques du monde gréco-romain en parlent. Vers la fin du xv° siècle, il y eut, en Occident, une violente épidémie et une diffusion intense de la syphilis, en Europe, à cause des mouvements des armées et l'habitude qu'on avait alors de se saluer en s'embrassant sur la bouche, comme c'est encore la coutume en Abyssinie où l'on se suce même les lèvres. C'est cela qui a fait croire à la migration de l'avarie d'Amérique en Espagne, d'Espagne au Royaume de Naples et de là en France avec les armées de Charles VIII. Il est probable cependant que les marins du navigateur gênois apportaient avec eux un nouveau virus, plus virulent que celui du Vieux-Monde. Le même phénomène a dû se passer avec la venue des Portugais en Ethiopie. Il est apparemment plus logique de penser que ce sont les Arabes, non les Portugais, qui ont contagionné l'Abyssinie de ce mal.

Comme pour toutes les autres maladies, les Abyssins n'ont aucune idée du contage. Le germe, entrevu par le fameux Fracastor, et découvert en mai 1905 par Schaudinn qui le dénomma, n'est pas soupçonné par eux et ils s'imaginent que la maladie provient d'excès sexuels. Ils savent qu'elle est fort contagieuse, mais ignorent que ce mal ne récidive pas, tout comme la petite vérole. Les premiers accidents sont appelés *Kitigne* et les accidents tertiaires (gommes, nécroses.....) prennent le nom de « rechute de la syphilis ». Le nom générique est *ourdé*. La contagiosité héréditaire est parfaitement connue. On admet que ce mal cesse d'être contagieux au bout de deux ans ; je le crois, en donnant comme limite trois ou quatre ans. Les observations populaires ont souvent beaucoup de vrai.

Le plus curieux est que les Abyssins croient connaître une vaccination antisyphilitique par un mélange de sucs de plantes et de pus syphilitique ; ce qui n'est pas illogique, théoriquement parlant ; car on peut par ce moyen atténuer le virus, et le sujet qui se laisse inoculer pareil virus est évidemment vacciné contre une atteinte ultérieure ; on se donne la maladie afin de ne pas l'attraper. Nous verrons pareille théorie mise couramment en pratique à propos de la petite vérole. Dans tous les cas je connais bien peu d'indigènes qui se soient vaccinés autrement que par les rencontres de Vénus. On connaît aussi des médicaments

pour « faire rentrer » la syphilis de façon qu'elle ne se
manifeste à l'extérieur par aucune lésion. Mais on préfère
de beaucoup qu'elle « sorte »; on a, dans ce but, un simple
autour duquel on fait un mystère inpénétrable et qu'on
vous dévoile cependant si vous avez soin de faire, dans
quelques thalers, « reluire le soleil ». Ce simple extraordinaire n'est nullement une plante extraordinaire : c'est
l'*inkoï*, genre de prunier sauvage qui pousse dans les
plaines de l'Aouache. On lui assure malheureusement des
vertus si fantastiques qu'elles effacent dans l'esprit du
plus crédule celles qu'il pourrait avoir effectivement : on
est carapacé contre toute atteinte de la maladie en se mettant dans le nez, les oreilles, la bouche *et aliùd*...... une
macération d'écorce de cet arbre ; on doit aussi s'en laver
les organes génitaux *ante-coïtum*. — J'ai connu un bon
paysan galla, sur les bords de l'Aouache, qui se présentait
pour une néphrite et une cardiopathie chronique, avec
des œdèmes, il attribuait tout son mal à ce qu'un quart
de siècle auparavant il avait « fait rentrer » sa syphilis.
Il m'assurait n'avoir jamais eu d'accident d'aucune sorte.

Comme pour beaucoup d'autres affections, les Abyssins
croient à la transformation possible de la syphilis en lèpre.
Dans leur esprit, la lèpre est d'ailleurs l'aboutissant de
beaucoup de maladies de mauvaise nature, c'est la dégéné-
rescence finale des plus mauvaises d'entre elles. C'est ainsi
qu'on s'explique l'erreur historique qui fait une lèpre de
la maladie du Négus Yassou-le-Grand (fin du xviie siècle)
que vint soigner et guérir un médecin français du nom
de Poncet (voir chap. IV).

De sa symptomatologie, ils connaissent l'accident initial
qui pour eux peut récidiver, ce qui n'est pas complètement faux, et les manifestations buccales (papules, plaques muqueuses, angine......) la roséole passe facilement
inaperçue, ainsi que les colliers et couronnes de Vénus,
sur leur peau bronzée ou d'ébène. Les nécroses osseuses,
la destruction du voile du palais, l'effondrement des os
du nez, le nez en « lorgnette de théâtre « et les syphilides
ulcératives sont très fréquents et rapportés à leur vraie

cause. On admet parfaitement, et avec raison, un rhumatisme syphilitique que nous nions si souvent. Malgré leur
coutume de s'embrasser sur la bouche pour se saluer, de
boire dans les mêmes tasses ou les mêmes carafons, de
se raser avec les mêmes rasoirs, etc., il m'est arrivé bien
rarement de voir un chancre extra-génital : je viens d'en
voir un sur l'abdomen ; c'est un chancre du rasoir (on
sait que les hommes se rasent cette région). La vaccination antivariolique, que nous verrons en détail, est quelquefois cause de contamination, quoiqu'ils aient soin de
choisir leur vaccin sur un sujet non avarié ; j'ai vu un
cas de syphilis vaccinale chez un enfant de quatre ans.
La *syphilis insontium* est extrêmement fréquente en ce
pays de négligence et d'ignorance. — Sans avoir aucune
donnée positive sur les caractères du chancre, les Abyssins n'hésitent jamais sur le diagnostic : cela me rappelle
la parole de Ricord : « Qui n'a vu qu'un chancre n'hésite
pas, qui en a vu mille commence à douter. » Ils ne savent
même pas palper les ganglions de l'aine « dont l'adénite
suit le chancre comme l'ombre suit le corps ». Ils savent
que cette maladie dure longtemps, « la garde qui l'a »
et qu'elle cause bien des désagréments ; mais ils n'ont
pas idée de la parasyphilis, surtout de ses manifestations
nerveuses les plus terribles, le tabès et la paralysie générale elle est, d'ailleurs, ici, bien loin d'avoir, comme
chez nous, « déplacé le centre de gravité de la syphilis »,
suivant la pittoresque expression du professeur Fournier. Pendant trois ans je n'ai vu ici que quatre cas de
tabès et pas un de paralysie générale, parmi les Ethiopiens. De même la leucoplasie buccale « grain à cancer »
est également inconnue ici, quoique la toilette de la bouche le soit aussi ; j'attribue ce fait à la rareté des fumeurs ;
c'est une constatation dont peut se réjouir la « Société
contre l'abus du tabac ». L'anévrysme de l'aorte, l'angine
de poitrine coronarienne, sont pour ainsi dire inexistants
en ce pays. Parmi les causes de maladies, selon la science
abyssine, j'ai omis de mentionner, en son lieu, les méfaits
de pratiques de sorcellerie. En ce pays on a la coutume

enracinée de donner à boire des philtres à la personne qu'on aime et dont on se croit insuffisamment aimé, aussi bien avant et pour le mariage, qu'après pour empêcher le volage conjoint de convoler à de nouvelles noces, ou de brouter peu ou prou dans le pré du voisin... C'est une cause fréquemment invoquée d'incurabilité. Les effets de ces philtres sont, paraît-il, surprenants, mais parfois dans un sens diamétralement opposé. C'est ainsi que le tabétique en question avait octroyé à sa jalouse compagne un billet de divorce. Colère de la remplaçante quand je déclarai la vraie nature du philtre incriminé.

Pour ce qui est de la paralysie générale et du tabès, Fournier pense que c'est le traitement insuffisant qui permet ces localisations nerveuses et il donne des statistiques prouvant que sur 100 cas de l'une ou l'autre de ces maladies, il y a 95 qui sont la conséquence d'un traitement insuffisant. Le cas de l'Abyssinie prouve, contre l'éminent syphiligraphe, que, plus que le traitement, le surmenage nerveux et l'alcoolisme sont à prendre en considération : en ce pays, il n'y a ni traitement antisyphilitique, ni surmenage d'aucune sorte, ni presque d'alcoolisme et de tabagisme, ni enfin paralysie générale et tabès. Les antimercurialistes (ces gens sont nombreux qui disent encore que le remède est pire que le mal) qui soutiennent que le mercure aggrave la syphilis, trouveraient dans ce fait une confirmation de leur opinion. Il faudrait cependant attendre au moins un demi-siècle pour voir si ces maladies apparaîtront avec le traitement mercuriel que les Abyssins commencent à apprécier. Peut-être le traitement indigène par la sudation y est-il aussi pour quelque chose. Enfin, je me permets d'émettre l'opinion que le *guécho* (*Rhamnus prinoïdes*), simple, à principe amer et diurétique, que les indigènes mettent à profusion dans leur hydromel et leur bière (voir Vie abyssine, chap. VIII des *Impressions*), pourrait bien aussi avoir un certain effet dans l'innocuité relative de ce mal vénérien : pourquoi le *guécho* ne posséderait-il pas les propriétés de notre salsepareille ? Il est en tous cas un diurétique et un laxatif comme la plus

part des Rhamnées (bourdaine, nerprun...) Je donne
cette idée comme une simple vue de l'esprit, sans prétendre avancer rien de positif; je ne sache pas que cette
plante, qui tient une si grande place dans la vie des indigènes, ait jamais été analysée. — En tout cas l'absence des
localisations nerveuses centrales de la vérole est à rapprocher de la rareté de la méningite tuberculeuse et des maladies nerveuses essentielles (sauf l'hystérie) : epilepsie,
neurasthénie, paralysie agitante, danse de St-Guy, téta-
nie.... Tout cela me permet d'affirmer la *bénignité du mal
abyssin chez les Abyssins*, car les Européens qui se laissent
« pincer » ici, sont fortement pincés, et présentent un
épanouissement luxuriant, une véritable floraison de par-
terre vénérien, c'est une explosion de plaques muqueuses,
d'adénites et d'ostéites. Ils ont toutes les complications de
la syphilis de nos contrées; ce qui me permet de croire
que les Européens réagissent différemment à la syphilis
abyssine que les indigènes, c'est que je n'ai pas encore
vu les « papules hypertrophiques », et les ulcérations cutanées chez les Européens tandis qu'elles sont courantes
chez les indigènes. On peut donc dire, sans trop s'aven-
turer, et sous réserve de confirmation ultérieure, que
l'Abyssin fait surtout une *syphilis externe* et l'Européen
une *syphilis interne*.

Si les localisations sur le système nerveux central sont
quasi inexistantes, par contre, celles sur les nerfs péri-
phériques sont très fréquentes; les névralgies syphilitiques
ne sont surpassées en nombre que par les névralgies
d'origine blennorrahgique. — De toutes les manifestations, la forme qui domine est les syphilides ulcéreuses de
la peau, des muqueuses ou des os (nécrose des os, du nez,
du palais, du frontal, du tibia....) c'est une véritable
curiosité de musée anatomo-pathologique que d'assister
aux ébats des indigènes dans les Eaux-Chaudes du Fil-
Ouha) en même temps qu'on fait une étude de mœurs....
innocentes (voir plus bas).

La syphilis héréditaire a cela de particulier qu'elle n'est
que rarement accompagnée des stigmates qu'on relève

chez nous en pareil cas ; la dent de Hutchinson est presque introuvable chez les naturels dont la dentition défie l'imitation des dentistes les plus *américans* ; la voûte palatine en ogive est rare ; le tibia, « os révalateur », recourbé en lame de sabre, n'est même pas rencontré dans le centième des cas chez ces hommes à la belle stature ; les lésions oculaires (kératite interstitielle) et la surdité, sont un peu plus fréquentes : enfin le rachitisme est aussi exceptionnel : les « parenthèses parisiennes » ne sont pas d'Adis-Abéba ; pas plus que les déformations crâniennes, (front olympien, cranio-tabès). Pas vu non plus de sclérose en plaques et de maladie de Friedreich. A quoi tout cela tient-il ? toujours à la même raison ; le manque de traitement qui fait que ceux que la syphilis mord, meurent, et ne perpétuent pas une race tarée ; ce que Hœckel a désigné sous le nom de « sélection médicale » n'a pas lieu ici. — J'attribue, cependant, à l'avarie, maladie essentiellement dystrophiante, l'altération du beau type abyssin qui est le type arabe, avec plus de régularité dans les traits et de calme et de majesté dans l'expression ; la syphilis est autant à incriminer que les continuelles mésalliances des Ambaras, descendants de la tribu arabe des Béni-Himyar, avec les esclaves de races inférieures grâce à cette honteuse coutume de l'esclavage aujourd'hui encore pratiquée malgré les édits de Ménélik....

Passons au traitement. Voici un sujet qui s'est laissé « pincer », comme on dit plaisamment. Le malchanceux éclopé de Vénus se montre à tous ses voisins et amis ; car un préjugé veut qu'on se confesse de son mal à tous afin qu'il puisse guérir ; sinon il reste dans le corps, comme le secret sur le cœur. Notons en passant que les malades clament à tout venant tout ce dont ils souffrent ; c'est ce qui fait que les médecins de ce pays n'ont pas non plus idée de « secret professionnel ». Il prend avis de chacun, il pèse ou plutôt il compte les opinions ; il attend cependant et ne commence à se traiter qu'à certitude, c'est-à-dire à la période de généralisation à la peau et aux muqueuses. Quand le diagnostic est confirmé, il s'en va au marché

acquérir un bouc noir, l'égorge et en boit le sang ; il en
exprime le contenu intestinal (chyle) et le mélangeant au
sang, s'en délecte. Il mange aussi un morceau de chaque
« partie ». Il y a 12 parties dans un animal : tête, estomac,
intestins, foie, reins, rate, poumons, cœur.... ; et cela,
afin que la syphilis sorte et ne se fixe dans aucun de ces
organes. On suppose que pour guérir de la syphilis il faut
manger de toutes les plantes qui existent ; c'est la raison
pour laquelle on donne la préférence à la chair de bouc
ou de chèvre, car ces animaux broutent de tout indistinc-
tement. — Un homme atteint de ce mal ne doit plus goûter
à ce qu'il n'avait jamais mangé avant de tomber malade,
sous peine d'une seconde édition de tous ses accidents, y
compris le chancre.

S'il ne veut pas que certains de ses voisins s'aperçoivent
de son mal de peur qu'ils ne se méfient de lui et ne le
mettent « à l'index » il s'en va simplement se désaltérer
de son urine, toute chaude, dans le creux de sa main ; cela
a pour effet certain d'empêcher le monde d'avoir peur de
lui. Ce cérémonial de sorcellerie étant accompli, il commence le traitement médical proprement dit : il prend tous
les deux jours, pendant 4-5 mois, une dose de... kousso ou
de racines drastiques. Cela purge et élimine les toxines, s'il
ne détruit pas le microbe ou ne fait pas rétrocéder les
accidents ; c'est, en d'autres termes, un *dépuratif* un peu
comme le vulgaire se l'imagine chez nous au sujet de
l'iodure de potassium. Nous avons déjà vu le kousso
anthelmintique ; voici le kousso antisyphilitique ; nous
lui apprendrons bien d'autres vertus thérapeutiques au
cours de cette étude de la médecine indigène ; et on ne
s'étonnera plus si je place le kousso en tête de la pharmacopée du pays, si les naturels en font une panacée, « un
don de Dieu très miséricordieux à son peuple élu », une
médication bonne à tout. L'aloès, le séné, la coloquinte
et le tamarin poussent abondamment dans ce pays ; on
ne s'adresse pas à eux, on leur préfère le kousso. Aux
Indes on utilise également un drastique dans cette maladie ;
d'après les Banians que nous avons à Adis-Abéba, ce serait

le fruit d'un arbre dit *ekrah* ; ce drastique guérirait de la syphilis en moins d'une semaine.

En même temps que ce dépuratif national, on ingurgite d'un autre produit sans lequel « l'Abyssin ne peut vivre » comme ils disent eux-mêmes ; c'est le berbéri ou piment rouge (*capsicum abysinicum*) dont la violence du feu ne peut être imaginée si on n'a goûté à la cuisine abyssine qui est toute faite au berbéri, jusqu'aux gâteaux. On prend donc du berbéri en poudre par poignées, on en avale à pleines mains, dans le but de saliver. On localise le mal à la base des mâchoires (région parotidienne) et on s'imagine qu'il s'élimine avec la salive : c'est toujours le même principe basé sur la théorie humorale, la moderne toxhémie. Le principe de l'élimination des toxines, est vrai, le fait seul est faux, de la localisation de l'avarie dans les glandes parotides ; elle ne s'y localise pas plus qu'ailleurs spécialement. A part cette erreur excusable, les Abyssins font comme quand nous donnons des expectorants dans la bronchite pour que les crachats se fluidifient et sortent facilement, éliminant avec eux les toxines et même les *corpus delicti*, les microbes.

A remarquer encore une autre idée fort juste, à savoir la suralimentation, afin, dit-on, « de fortifier le malade contre la maladie » ; excellente méthode à moins que les reins se soient montrés susceptibles à la syphilis, dans lequel cas il faut non seulement supprimer la viande crue, mais mettre le sujet au régime lacté.

Les 4-5 mois de kousso révolus, notre malade va aux Eaux-Chaudes du *Fil-Ouha*, au quartier Finfini d'Adis-Abéba ; tant pour s'y baigner que pour boire de l'eau chaude à pleines gorgées, inhaler les vapeurs et suer à flots, en invoquant le grand saint Abo, le saint le plus populaire de l'Ethiopie, qui vécut et mourut dans un monastère qu'il bâtit de ses propres mains dans le cratère éteint, au bord d'un lac, du Mont-Zekouala (3.040 mètres) à 50 kilomètres au sud d'Adis-Abéba. Ces eaux chaudes sont les « Eaux-Saintes » (Tabel) d'Abo. J'admets parfaitement, me rendant à l'évidence, les bons effets de ces eaux chaudes sur la syphilis, non pas parce que ces eaux sont sulfureuses comme le croit le vulgaire Européen (elles n'ont pour toute minéralisation que du sulfate de magnésie, et en petite quantité) mais à cause de la sudation qu'on y obtient. On ne peut donc pas leur attribuer les effets remarquables des bains d'Uriage, des bains au sulfure de potassium, etc. — Notre malade est, pendant un temps plus ou moins long, le client assidu de cette station hydrominérale, thermale et sainte ; après quoi arrive le fameux traitement du *ouocheba* qui sera, dans son esprit, le coup de grâce pour l'hydre sans cesse renaissante ; sa réputation n'est plus à faire : elle n'est surpassée que par le Kousso et les Eaux-Saintes de pèlerinages. Le *ouocheba* est simplement la racine de salsepareille (*Smilax mauritanica*) importée de l'Arabie, du nord de l'Afrique et même d'Espagne. On en fait boire la macération ; le malade est sequestré pendant tout le traitement, dans une chambre où, pendant 40 jours, il reste dans l'obscurité, près d'un brasier, à boire de sa tisane et à suer. On a beau se moquer du *ouocheba* et de la sudation, il faut bien en admettre les bons effets que chacun peut constater *de visu*, comme j'en ai moi-même institué une expérience chez un médecin indigène. Le fameux sirop de Cuisenier, qui eut autrefois tant de vogue dans la cure de cette maladie, ne contenait pour principal agent actif que la salsepareille, avec d'autres simples diurétiques ou laxatifs (bourrache, sené, miel blanc....) D'autre part, la sudation, dont peuvent rire à leur aise les partisans du mercure et de l'iodure à outrance, a des effets dépuratifs incontestables ; les toxines, qui sont les armes dont se servent les spirochétes pour nuire, sont éliminées par la peau et l'haleine, au lieu de demeurer dans le sang ou sortir par la bile et les reins. La sudation est d'ailleurs une pratique arabe fort ancienne qui remonte à l'origine de cette maladie dans le vieux monde et était employée au moyen âge pour bien des affections. Pendant toute cette reclusion, le malade ne mange que du pain sans sel et sans levain ; un peu plus tard, il doit surtout se nourrir de chair d'animaux mâles, le bouc castré, par exemple.

Les plaies sont traitées par les fumigations, les vaporisations et l'aspersion d'eau froide fraîchement tirée du puits ou mieux apportée de la rivière « avant que l'oiseau y ait trempé le bec ». Pendant 6 mois et même un an, il est interdit de fréquenter le sexe. On doit se tenir le nez bouché avec du coton, la tête enveloppée chaudement, ainsi que les mains et les pieds. Si avec de tels soins on n'est pas arrivé à enrayer le mal, c'est qu'on n'a pas observé tous les préceptes du médecin, car les pratiques ci-dessus sont répétées absolument infaillibles. C'est à recommencer ! — Les lésions buccales et l'angine spécifique sont soignées par les feuilles du *timbalal* (*Jasminum Choense*) que l'on mâchonne des heures durant. On peut admettre un effet antiseptique de l'amertume des feuilles de ce jasmin du choa.

Le *ouocheba* a une telle réputation que certains « Frandjis » se sont emparés du nom et, l'appliquant à des préparations où il entre du mercure et de l'iodure de potassium, font de la médecine un exercice illégal qui prend toujours chez ce peuple candide. Ainsi contre les accidents tertiaires on utilise une plante dite *ouaguinous* (*Brucea antidysenterica*) dont on triture les racines avec du beurre et du mercure, en y ajoutant quelquefois d'autres simples. C'est en somme un onguent mercuriel charlatanesque. On utilise ici les *ouochebas européens*, tout comme chez nous les maîtres de la réclame produisent les « remèdes abyssins » contre... tout ce que vous voulez ! La sensationnelle découverte du professeur Ehrlich n'a pas laissé les Abyssins complètement indifférents, sans cependant exciter leur admiration au degré que cela mérite ; l'indigène est si peu curieux et d'ailleurs si peu à même d'admirer quoique ce soit. En possession d'un certain nombre d'échantillons que M. Ehrlich a bien voulu envoyer tout le premier à notre Policlinique, j'ai l'intention d'inaugurer bientôt en Ethiopie le nouveau traitement, dans la syphilis d'abord, dans la lèpre ensuite. Le « 606 » est destiné à faire un grand bien en Ethiopie, si ses effets miraculeux persistent dans l'avenir

La chancrelle est ici beaucoup moins fréquente qu'en Europe ; faut-il l'attribuer à la circoncision des hommes, à la toilette intime biquotidienne des femmes, à la température, à l'altitude… ? Elle n'a même pas de nom en abyssin ; les indigènes ne connaissent guère que le vrai chancre, l'induré, de bon aloï qui seul mérite leur attention. Depuis trois ans bientôt, je n'ai point vu de lésion due au bacille de Ducray-Unna, en Ethiopie ; le Dʳ Kosmas m'affirme que ce mal existe en ce pays. Je m'en rapporte à lui.

⁂

IV. BLENNORRHAGIE. — L'ignorance est grande sur ce chapitre, quoique ce soit une des maladies les plus communes, peut-être même la plus répandue après le kousso. C'est proprement le mal galla. Les indigènes croient que ce mal se communique par les rapports avec une femme syphilitique qui a ses époques. Voyant l'origine génitale des deux affections, on les confond à tel point que pour vacciner on a soin de ne pas prélever le virus sur une personne atteinte de l'une quelconque de ces deux maladies sœurs. Ils disent aussi que quiconque a eu l'une des maladies aura nécessairement l'autre ; ils en font une même entité, une maladie à deux faces, sans en voir la raison d'ordre moral… ou immoral, pour laquelle celui qui a eu l'une a bien quelques chances d'avoir un peu plus tard l'autre. Une raison plus fréquemment invoquée d'atteinte de la blennorrhagie est l'action d'uriner irrespectueusement face à la lune au couchant, ou encore au soleil au levant ; c'est une cause que le sexe a tout intérêt à enraciner dans l'esprit des garçons ou des maris temporaires (les mariages sont ici presque toujours civils et temporaires, avec faculté de divorce au bon plaisir de l'un des conjoints (voir *Institutions civiles*) ; de cette façon, c'est la femme qui sera en droit de gourmander par la suite le mari pour lui avoir transmis un mal ravi au Ciel, tandis que c'est elle qui en est la source : c'est ce qui vient d'arriver à un jeune homme de ma connaissance qui avait épousé une demi-mondaine.

Les Abyssins craignent plus le gonocoque que le spirochète ; ils en connaissent la curabilité douteuse ; ils s'imaginent que le mal se loge dans les reins ou la vessie ; s'ils avaient notion de la prostate, ils en feraient le siège où le mal s'éternise effectivement. — Ils ont une idée nette du rhumatisme blennorrhagique si fréquent chez eux, ainsi que des névralgies, mais nullement de la conjonctivite, qui est étonnamment rare par rapport à la fréquence de la gonococcie. Il en est comme des complications utéro-ovariennes. Leurs connaissances pathologiques leur font dire que « le canal est blessé », qu' « il a des plaies », d'où la suppuration, les chaudes larmes de l'organe en détresse.

Voici un sujet qui l'a contractée ; il se montre à ses camarades qui lui indiquent chacun un remède, tout comme chez nous chacun indique un médecin « qui l'a guéri ». En prenant ces remèdes, il doit boire beaucoup de *talla* (bière indigène) afin de beaucoup uriner. Ces remèdes sont des drastiques d'une énergie extraordinaire qui laissent leur sujet presque mort ; quiconque en prend guérit du mal aussi bien que du remède ! En général ce sont des graines, des racines, des sucs ; presque tous les simples servent au traitement. C'est l'image de ce qui a lieu chez nous où le nombre des remèdes préconisés est un signe de leur inefficacité : s'il y en a tant, c'est qu'il n'y en a pas un de bon ; c'est surtout ici que richesse est signe de pauvreté.

Les Somalis se soignent simplement par la diète lactée : 3-4 litres de lait de chamelle, quelquefois 5-6 litres, par jour. Ils ont en même temps soin de marcher beaucoup et de se présenter à tous les buissons de la route ; le but visé est le *lavage* par l'*urinâ poti*. —Chez les Abyssins, on n'est pas assez sage pour se limiter à cette thérapeutique aussi rationnelle qu'inoffensive, sinon très efficace. On me raconte le cas d'un pauvre garçon qui, n'ayant pas de quoi payer un Hakime indigène, acheta deux savons de Marseille et, les délayant dans l'eau, avala le tout d'un trait ; effet drastique effroyable ; guérison attestée par un de mes amis.

Les simples les plus usités sont : 1° le *meder-imbouaï*, genre de cucurbitacée rampante dont le fruit est gros et jaune comme un petit citron ; on en triture la racine gros comme le petit doigt et prend dans une tasse de talla ; une heure après on boit autant de bière que possible. Purgation, diurèse et même vomissements, voilà les effets recherchés pour « faire sortir la maladie ». A part les vomissements, ce traitement n'a rien qui doive nous étonner ; ne conseillons-nous pas nous-mêmes la liberté du ventre dans ce mal ? Quant à la diurèse forcée, il y a une école qui la conseille, comme une autre qui la déconseille. Toujours fidèle à mon principe d'expliquer les résultats au lieu de les nier ou les attribuer au hasard, je dirais même que ces vomissements peuvent contribuer à la guérison en décongestionnant l'urètre. — 2° La racine de l'*indôd* où l'*indôt* (*Phytolaca* ou *Pircunia abyssinica*) ; l'*indôt* est un arbuste dioïque dont les baies desséchées et écrasées donnent une excellente lessive qui écume comme celle de savon et lave très bien la fine étoffe des chammas, sans la détériorer, grâce à la soude qu'elles contiennent ; c'est « le savon abyssin » comme les indigènes l'appellent plaisamment. L'indôt sert donc à toutes sortes de lavages. C'est la racine du pied mâle qui est employée pour nettoyer l'urètre ; on en boit la macération d'un tronçon gros comme la moitié de la première phalange du pouce ; une condition indispensable est qu'il n'ait encore jamais fleuri et surtout qu'il n'ait jamais porté de fruits. — 3° le *misritche*, arbuste à fleurs roses, dont les branches servent de baguettes aux magiciens, spécialement dans la curieuse institution du *lébacha*, « cherche-voleur ; » dont nous parlons en détails ailleurs ; on en boit la macération de racine. Une racine est en plus taillée et introduite dans l'urètre pour agir localement ! — 4° Le *Koulkoual* ou euphorbe-candélabre (*Euphorbia Abyssinica*), euphorbiacée arborescente qui s'élève à plusieurs mètres de hauteur, en cône renversé, d'aspect bizarre, le tronc ayant jusqu'à 2 ou 3 mètres de circonférence. Le suc en est très usité dans les pays à altitude moyenne, comme la province de Harar (1.850 mètres d'altitude). On ramasse la valeur d'une cuillerée à soupe de son latex qu'on malaxe avec diverses farines (dourah, tief, maïs...) pour faire un apozème qu'on avale en boulette à la manière de notre opiat au cubèbe, copahu et magnésie calcinée. Effet drastique d'une violence extraordinaire qui guérit en un seul jour de l'écoulement et aussi... de l'envie de reprendre le remède, pire que le mal. — 5° La fenouile écrasé avec du beurre rance de 3-4 années ; un simple dit *tsamenhoé* ; la poudre d'une mouche dite *ouagimbit* (coléoptère ailé, gros comme une abeille, très voisin du *Prostemma perpulchra*), dont on enlève les ailes, les pattes et la tête, ne gardant que le thorax et l'abdomen ; cette poudre fait horriblement souffrir et détermine la sortie d'une grande quantité de pus par l'urètre ; la guérison serait radicale autant que rapide ; mais on risque la vie avec ce moyen. Cette poudre se donne même dans le rhumatisme blennorrhagique, avec le même résultat radical, paraît-il. — Ce qui est moins dangereux c'est de porter autour des reins une ou plusieurs dents de crocodile. C'est en face d'un de ces sauriens tirés à l'Aouache, qu'un de mes domestiques m'apprit ce talisman : il s'évertua à arracher quelques-unes des 64 dents de cet amphibie dans l'espoir de les écouler dans la capitale à un quart de thaler pièce.

On ne sait pas laver l'urètre, mais on sait y introduire des feuilles mâchonnées et mêlées de salive, à l'aide d'un chaume ; à défaut d'ampoule on insuffle par la bouche ; on obture le méat pour que la sève reste 1/2 heure en contact avec la muqueuse. L'effet caustique de ces feuilles, dont on me cache le nom, serait horrible, et les témoins oculaires m'affirment qu'à la première miction il sort 3 ou 4 « vers qui remuent comme des vers lombrics ». Ce ne peuvent être que des lambeaux de muqueuse exfoliée. On fait ensuite boire force talla à titre diurétique. —

J'ai passé sous silence bien d'autres moyens ingénieux ou illusoires, sans oublier le « traitement par le laisser couler » qui est le moins courant, chez ce peuple d'enfants terribles et d'agités. J'ose à peine mentionner la pratique usitée, surtout chez les Gallas dit-on, du *coïtus cùm asinâ*, remède bestial, s'il en fut !.....

CHAPITRE VI

Maladies parasitaires. — Affections pulmonaires
Fièvres éruptives

—————

V. Gale, Phtiriase, Teigne. — Pour les Abyssins, attrape la gale quiconque est mal nourri ; les enfants à l'école l'ont souvent parce qu'ils ne se nourrissent que de pain, de pois-chiches grillés, légumes, sans œufs ni viande crue. On en admet cependant la contagiosité. On n'en connait pas le parasite et on ne fait le diagnostic qu'aux démangeaisons là où des parasites moins microscopiques ne sont pas en vue. On suppose aussi que ces démangeaisons proviennent du changement d'air et d'eau La gale est très commune chez les enfants entre 5 et 15 ans ; c'est proprement la maladie des petits esclaves ; ces petits négrillons en sont quelquefois blanchis. On attend la transformation en gale pustuleuse pour se soigner. Le traitement consiste dans les bains aux Eaux-Chaudes, ainsi qu'en une pommade soufrée au beurre rance en guise de vaseline ; on en badigeonne les parties malades et on s'expose quelques heures au soleil ; on est fort loin du traitement dit « de la frotte ».

Les *pediculi vestimenti* sont excessivement répandus même dans les classes riches de la société : leur couleur jaune les détache sur le fond blanc éblouissant des chammas (toges). — Les *pediculi capitis* sont un peu moins nombreux, car la plupart des indigènes se rasent la tête tous les mois, ou se la *beurrent* une fois par semaine environ ; on sait que ce genre de parasite est noir sur les Ethiopiens, comme il est rouge chez les Grœnlandais. — Les *pediculi pubis* sont encore plus rares à cause de l'épilation mensuelle des régions velues (aisselles, mont de Vénus) chez la femme, le rasage et l'épilation chez l'homme. Ces parasites naissent de la sueur chez les gens malpropres, suivant les indigènes ; ceux de la zône génitale seraient produits par la faiblesse générale et l'impuissance. — Les puces sont, enfin, un véritable fléau en Ethiopie, à la saison chaude, car les maisons n'ont jamais de parquet en bois mais sont tapissées de nattes ou plus communément de foin. Il m'a semblé remarquer que ces bestioles affectionnent tout spécialement le sang des blancs pour lesquels ils lâchent les noirs, probablement à cause de la finesse de notre peau et la dureté de la leur.

Contre tous ces hôtes gênants, les naturels ont surtout des moyens mécaniques, *unguibus*.....; contre ceux de la tête, ils ont un remède qui est pour le moins aussi abyssin que le kousso ; c'est le beurre, qui, comme l'huile, tue très bien les parasites en obstruant leurs orifices de respiration trachéale. Citerai-je la coutume des indigènes de basse classe de se faire débarrasser la tête des parasites qui s'abritent dans le fouillis inextricable de leurs cheveux crépus, en confiant leur chef au premier singe *zindjero* (cynocéphale) qu'ils rencontrent en captivité chez un voisin ou un Européen ?

Diodore de Sicile, qui a tant écrit sur l'Ethiopie, rapporte ce qui suit : « Quand la vieillesse approche, des *poux* ailés (duveteux) pénètrent dans le corps... Le mal commence par le ventre et le thorax, et dans peu de temps il s'étend partout... Le patient se gratte d'abord légèrement, comme si sa peau était irritée par quelque espèce de gale..., mais, après, ces poux venant de plus en plus à la surface du corps, une grande quantité d'une humeur aqueuse très irritante s'écoule en même temps ; c'est pour cela que le patient se gratte violemment en poussant de grands soupirs. Des ulcérations des mains sortent des parasites en si grande quantité que tout effort pour les ramasser serait inutile ; les uns après les autres, ils apparaissent comme s'ils s'échappaient d'un vase percé de petits trous... Enfin, les malades meurent, ayant contracté, par suite d'une mauvaise qualité de nourriture, soit à cause de l'air vicié. » Cité *in* Dr Parissis, *Rapport sur la Médecine en Abyssinie*). Et le distingué médecin du Négus Jean VI d'ajouter : « Peut-être s'agit-il ici de filaire ou de phtiriase ?» — Tel n'est pas notre avis. Tout en faisant la part des erreurs de renseignements, et des exagérations que ne pouvait manquer de commettre un auteur décrivant le fait de loin (pas plus qu'Hérodote, Diodore n'a pu venir en Ethiopie, et écrivait en Egypte, par ouï dire, et informations auprès des prêtres), nous pensons qu'il s'agit ici des tiques, ou encore des *chiques* (*sarcopsylla penetrans* ou variétés), si tant il est vrai que c'est la découverte de l'Amérique qui nous a valu cet affreux parasite. Les Abyssins connaissent parfaitement ses attaques et savent qu'il ne faut pas les arracher avec ses ongles de peur que les mandibules et suçoirs, restant dans la plaie, il ne s'établisse une suppuration qui s'éternise ; aussi ont-ils soin de le faire se détacher de lui même et en entier au moyen d'un peu d'onguent napolitain.

Mais ce n'est pas tant pour cette explication que nous penchons que la suivante : il est plus admissible que par « poux ailés » il faut entendre une mouche *sarcophage*, voisine du *sarcophaga carnaria*, dont une variété est utilisée par les Ethiopiens pour ronger les chairs où s'est logée une balle (voir chapitre *chirurgie*). Les infections ou infestations secondaires peuvent rendre compte de la fin du texte de l'Historien de Sicile. — Ces « poux ailés » peuvent parfaitement être aussi une autre mouche cuticole, comme par exemple *Hypoderma bovis* qui est commune en Afrique aussi bien qu'en Asie et en Europe ; on sait qu'elle attaque aussi bien l'homme que les bovidés ; ou encore des Œstrides cuticoles, comme *Lucilia hominis vorax*. La nature met le remède à côté du mal : il existe, en ce pays, d'innombrables variétés d'oiseaux (Erlanger, en a collectionné 5.000 espèces différentes). Un tout petit, dit *oiseau-chameau* aime à veiller sur la propreté de tous les ruminants en général ; perché sur le dos des dromadaires et des bœufs, il pourchasse la mouche adulte qui vient déposer ses œufs sur la peau de ces animaux, et perce tout aussi bien les tumeurs que les larves écloses soulèvent sous le derme ; bien des chameaux meurent dans le marasme à cause de ces larves qui transforment leur peau en une vaste plaie. Cette mouche n'a pas, en langue éthiopienne, de nom spécial, elle s'appelle *zem* ou *zym*, « la mouche ». Comme le dit Bruce, c'est probablement la mouche dont le Prophète Isaïe menace la Haute Egypte et l'Ethiopie. — En somme, pour nous, il s'agit d'une « myase cutanée » dans la citation de Diodore de Sicile.

On ne sait pas l'origine de la teigne ; on croit qu'elle se communique surtout par le rasoir, spécialement celui qui a servi à raser la région pubienne d'un teigneux. Comme la gale, la teigne est extrêmement commune, et on a seulement lieu de s'étonner qu'elle ne le soit pas davantage, quand on constate la promiscuité qui règne entre gens sains et gens malades, entre les hommes de condition libre et les esclaves, surtout parmi les enfants. Le remède est le *haragressa* (*bryonia deoïca*), plante grimpante de la famille des cucurbitacées ; on en écrase entre les mains, les fruits et les feuilles avec les jeunes pousses d'orge, et on en crépit la tête. On sait également utiliser le soufre en pommade, ainsi que la poudre de tabac, ou son jus mêlés au beurre le plus vieux possible. Ce dernier onguent sert aussi contre les *pediculi pubis*.

VI. MALADIES D'YEUX. — Celle qui domine est la conjonctivite, catarrhale simple, blennorrhagique ou granuleuse ; cette dernière, si grave, est assez fréquente pour inspirer des craintes à l'Européen. Après les conjonctivites viennent les blépharites ciliaires et les kératites parmi lesquelles les plus fréquentes sont celles d'origine variolique et celles d'origine syphilitique. Les affections d'origine lymphatique (conjonctivite phlyctenulaire) sont assez rares parmi ces enfants et ces jeunes gens vivant continuellement au grand air. Les rétinites, chorio-rétinites, décollement ou hémorragie de la rétine, causées le plus souvent par la syphilis, sont très rares ici, comme

toute parasyphilis nerveuse. L'iritis elle-même, qui est trois
fois sur quatre d'origine spécifique, ne se rencontre guère
ici; point de glaucome. On rencontre, enfin, pas mal de tri-
chiasis qu'on traite par le latex de certains euphorbiacées, surtout l'euphorbe-candélabre, mêlé à la poudre d'un
composé antimonieux; cette poudre sert également à
bleuir les rebords ciliaires pour compléter les effets d'orne-
mentations de tatouages si usités en ce pays, non seulement chez le sexe, mais aussi parmi les garçons.

Il y a des époques de l'année où le quart de nos clients
est atteint de conjonctivite; ce sont de véritables épidémies auxquelles les Européens eux-mêmes n'échappent
pas. Ses raisons en sont : 1° la poussière qui est un véritable fléau dans les rues d'Adis-Abéba, et surtout sur le
marché où certains jours 5 ou 10.000 hommes grouillent
dans un fouillis inextricable. Les rues et les places n'étant
ni arrosées, ni pavées, et une fine poussière formant une
couche souvent épaisse « le moindre vent, qui d'aventure
fait rider la face des » ..... gens, leur aveugle les yeux d'un
nuage opaque et bacillifère. 2° La malpropreté des indigènes, non seulement des mains qui jamais ne firent
mousser savon, mais aussi des yeux; celle-ci se double de
celle-là pour le malheur des organes de la vision : le matin,
la toilette est plus élémentaire que celle du chat; ils net-
toi entleurs yeux chassieux avec leurs doigts, sans même
une goutte d'eau, et les inoculent de tous les germes dont
les ont chargés le hasard et la vilaine habitude qu'ils nous
ont empruntée de se serrer la main en guise de salut; le
savon de Marseille, cet antiseptique à la fois si modeste
et si puissant qui entraîne mécaniquement les microbes
qu'il ne tue pas chimiquement, n'est pas encore entré dans
les habitudes du pays malgré le bon marché auquel un
industriel français en fabrique dans le pays même. 3° Une
cause non moins importante est l'excès de mouches pendant la saison sèche; ces bestioles transportent avec leurs
pattes et leur trompe les germes de l'un à l'autre; ou les
ingérant sur l'un, elles les rendent sans les digérer, sur un
autre; de plus, les bonnes mamans leur abandonnent

le soin de moucher leurs mioches et rendre leurs yeux nets, chaque matin, de la chassie de la nuit. 4° La fumée qui règne en permanence dans les appartements du riche comme dans la chaumière du pauvre ; en effet, l'habitation abyssine ne connaît ni foyer, ni cheminée ; le feu est allumé au beau milieu de la hutte et la fumée s'échappe à travers le toit de chaume, comme au temps de Virgile, dans la campagne de Mantoue : la chaumière fume littéralement, vous diriez d'un incendie ! Les naturels se complaisent dans cette fumée âcre qui fait larmoyer l'Européen ; ils lui attribuent les propriétés des émanations du papier d'Arménie. Il est évident que la fumée a des propriétés antiseptiques ou mieux antiputrides, témoin l'usage de fumer les viandes et les poissons ; mais il n'en est pas moins vrai que le larmoiement qu'elle détermine, surtout s'il est répété, congestionne la conjonctive et en fait un terrain propice pour le développement des germes. 5° La lumière vive du ciel africain, une altitude moyenne de 2.500 mètres, sans un nuage pendant 6-8 mois, le vent continuel, font clignoter les yeux et déterminent des contractions réflexes du ciliaire qui, à la longue, causent des troubles circulatoires dans la conjonctive et en font un *locus minoris resistentiæ* pour le bacille de Marax et l'agent encore inconnu du trachome, très répandus et ne demandant qu'un terrain propice pour germer. — Pour toutes ces raisons, je conseille le port des lunettes fumées avec protecteurs aux tempes, à tous les Européens qui, grâce à un tempérament lymphatique, ont une susceptibilité spéciale du côté de la conjonctive et sont guettés par la conjonctivite trachomateuse tenace ou la catarrhale à répétition.

Pour l'Abyssin, les maux d'yeux viennent de la tête, tout comme le vulgaire rhume : s'ils descendent par le millieu du front, ils sont incurables ; s'ils sont venus par les tempes, on peut espérer les guérir : on incise l'arcade sourcilière et on y introduit des couleurs au nombre de sept. Comme on voit ce sont des considérations presque métaphysiques qui dirigent le traitement ; remarquez le nombre sept, sacré chez les anciens : *impare gaudet numéro deus.* C'est sept « nuances » de couleurs qu'il faut entendre, car, comme nous l'avons dit, les Ethiopiens ne connaissent ni le violet, ni l'indigo, ni l'orangé. — Un remède populaire et à la portée du plus pauvre est un « tampon » de beurre, taillé en manière de suppositoire, qu'on introduit au coucher dans les deux narines ; le lendemain, au réveil, on doit être guéri.

Nous verrons au chapitre *chirurgie*, la chirurgie oculaire pratiquée par les Abyssins. — Malgré la profusion du trachome, de la blennorrhagie, syphilis, lèpre et variole, je ne crois pas que la cécité soit ici aussi fréquente que chez nous, où l'on trouve un aveugle sur 1.500 habitants ; la surdi-mutité est encore moins répandue ; la rareté de mariages consanguins a ici sa valeur.

*
**

VII. Bronchites simples. — Les bronchites non tuberculeuses sont étonnamment fréquentes à Adis-Abéba, étant donné que les indigènes ne se garantissent pas assez contre les refroidissements auxquels ils sont pourtant assez aguerris par leur marche pieds nus en toutes saison. Mais les nuits sont d'autant plus fraîches que les journées sont chaudes; l'eau gèle la nuit assez fréquemment en novembre, décembre et janvier; pendant les mois des pluies (mi-juin à mi-septembre) le froid est humide et pénétrant. L'on sait, d'autre part, le peu de confortable qui existe dans l'habitation, l'ameublement et la literie d'un intérieur abyssin. Pour ma part, je crois que c'est la variole qu'il faut le plus incriminer dans ce fait ; d'après ce que nous enseignait le professeur Landouzy, l'actuel doyen de la Faculté de Paris, la variole prédispose presque infailliblement à la tuberculose; à plus forte raison prédisposerait-elle à la bronchite chronique ; tuberculose chez nous, bronchite chronique ou bronchite à répétitions en Ethiopie où la tuberculose est heureusement fort rare. Or, on sait que la variole est proprement dit une maladie éthiopienne, comme nous le dirons en un article ultérieur; on sait aussi qu'en ce pays on a la bizarre habitude d'inoculer de force la variole à ceux que cette maladie épargne; aussi peut-on évaluer au moins aux trois quarts les Abyssins qui ont subi les atteintes modificatrices au point de vue des affections pulmonaires qu'apporte la variole à l'organisme. Puissent ces lignes tomber entre les mains des Abyssins et les convaincre de l'inconcevable erreur qu'ils commettent délibérément en donnant à leurs enfants une si horrible maladie sous prétexte de les en préserver !

Il y a une autre cause à la fréquence de la bronchite chez un peuple qui fait des excès en piment rouge. Le rôle tussigène du berbéri (*capsicum abyssinicum*) ne peut être nul à mon sens; pour s'en convaincre, il suffit d'une visite au quartier de la foire où l'on débite, par kilogrammes et par sacs, le piment rouge. On s'y croirait dans une salle de coquelucheux; la toux se communique tantôt d'un côté tantôt de l'autre de ce foyer, suivant la direction du vent. Les vendeurs et vendeuses sont atteints non d'une toux banale, mais d'une toux profonde, caverneuse, avec expectoration abondante et spumeuse; c'est qu'à la longue il s'établit une bronchite véritable, chronique. Le berbéri est usité ici autant que le sucre chez nous; c'est, peut-on dire, le sel sans lequel les aliments n'ont point de saveur. Ce rôle tussigène ne doit pas être limité à la foire où se rencontrent de grands tas de ce produit; à la maison, il est manipulé de mille manières : on le sèche, on l'écrase, on en fait une pâte, on le sèche encore pour le réduire enfin en poudre inpalpable. Peut-être aussi l'usage à l'intérieur agit-il comme excitant des bronches et les prédispose à l'inflammation. Mais c'est évidemment la voie respiratoire d'entrée qui est le plus à incriminer. L'entité morbide est assez nette pour mériter l'appellation de *bronchite berbérienne*.

Chez les indigènes la bronchite n'a pas d'autre nom que « toux », dont ils distinguent deux variétés : « la

toux qui passe » et « la toux qui ne passe pas » ; celle-ci
étant évidemment synonyme de tuberculose. — La cause
de la toux réside, d'après eux, dans les odeurs (entendez
miasmes) de fumiers, de charniers, etc., aussi voyez-vous
les indigènes se bourrer le nez de chiffons ou d'herbes pour
traverser un endroit d'où se dégagent de mauvaises odeurs,
pour passer auprès d'une charogne, etc. Certaines toux sont
du *milche* (influence du soleil) localisées aux poumons : on
ne peut mieux exprimer la bronchite grippale. L'anatomie
pathologique de la bronchite est la suivante : on tousse
parce que les poumons sont *gonflés* (emphysème), ou
humides (œdèmes, congestion), ou *secs* (bronchite chronique, phtisie fibreuse). — La toux des mulets prend le nom
de « fouiro » et se traite par l'écorce du sycomore, broyée
avec l'orge. — Chez l'homme le traitement d'une toux
ancienne d'une année seulement consiste à fumer les feuilles
d'une plante dite *atoutche*, très commune même chez nous
et dont le nom m'échappe en ce moment ; on y mêle la
poudre de bois d'un arbre indigène dit *batto* ; on ne néglige
pas, cela va de soi, de prendre aussi quelques doses
préventive de kousso ou autre drastique. Un autre
remède très en faveur est la sève des gommiers, qui
abondent dans les terres basses du pays, réduite en
poudre et mêlée au miel, ou dissoute dans l'hydromel
ou la bière préparés non au *guécho* comme houblon, mais
au *tchât*, ou *kât* sorte de thé aux propriétés excitantes.
Étant donné que le guécho est calmant, il serait peut-
être mieux employé contre la toux que le tchât. — On fait
aussi fumer des cigarettes ou des pipes de fibres de
racines de la canne à sucre qui vient très bien dans les
basses terres où l'eau abonde.

Pour les toux plus anciennes, on a recours aux vomi-
tifs, car, pour eux, « le crachat est une transformation
de la bile », un peu comme dans l'esprit de nos paysans.
De fait, en provoquant les vomissements, on *cure* les
bronches qui se vident de leurs « glaires » dans ces
efforts. On recommande de boire, après, quelques cornes
de talla chaud pour « mûrir » ou « cuire » la toux, pour

accélérer la période de coction de la bronchite. Enfin on couronne les résultats du traitement par *force décoction chaude de tief* (*Poa* ou *Eragrostis abyssinica*) comme chez nous on prend une décoction de chiendent ou de tilleul. Mais le *tief* n'est qu'un pis-aller ; le remède propre du catarrhe-bronchique est une autre graminée microscopique classée en botanique sous le nom de *Pennisetum ptihoïdeum*, en langue indigène *dagoussa*.

.·.

VIII. GASTRALGIES. — Les douleurs d'estomac sont fréquentes chez les Abyssins, mais beaucoup moins que chez nous. S'il est vrai que le mal d'estomac est surtout sous la dépendance du système nerveux, trouble de motricité, d'hyperesthésie ou de secrétion, on peut attribuer ce fait à cette loi générale qu'une simple inspection sur les habitants de ce pays fait découvrir, à savoir que les maladies nerveuses sont rares chez les Ethiopiens, dont le système est fort peu surmené ; étant donné leur caractère indolent, l'absence presque absolue de culture artistique, littéraire ou scientifique, ils sont loin, en quoique ce soit, de « se donner la méningite », suivant une expression vulgaire ; de même ils ne connaissent pas le cortège de maux qui sont la conséquence de notre civilisation dont la vie intense se passe presque exclusivement aux dépens de nos nerfs. D'autre part, les masses, en ce pays, ne font point d'excès en alcool ; leur tedje (hydromel) et leur talla (bière) ne sont pas capables de produire ces gastrites que nous procurent nos boissons de vins frelatés et d'alcools de mauvaise nature. Le tedje est même bien supporté par nos estomacs sensibles au vin ; quant au talla, sa teneur alcoolique est souvent inférieure à 3 degrés. Pour ceux qui usent de l'*aréki* (eau-de-vie de tedje ou de talla) que leur offrent des distillateurs européens, ils ont des gastralgies, des gastrites, la cirrose atrophique, etc. Ne puissent-ils être une leçon pour les autres ! — Je n'ai pas vu de cas de dilatation d'estomac.

Dans beaucoup de cas, j'ai cru trouver, à la base de ces dyspepsies, l'excès dans l'usage du berbéri. Ces « dyspepsies berbériennes » sont d'autant plus une réalité nosologique que l'Abyssin ne connaît guère d'autres causes produisant de tels effets sur l'estomac : il use peu de sel qui est ici quatre fois plus cher qu'en Europe ; il ne connaît guère de vinaigre ; il n'a pas tous les jours du café, ou du thé ; la charcuterie n'existe pas, pas plus qu'aucune sorte de conserves, de viandes et de poissons, aucune salaison, aucune marinade, point de gibier faisandé ni même frais, à part les pintades, perdreaux, outardes et diverses variétés d'antilopes ; la viande crue, il la mange toute fraîche, de quelques minutes, encore chaude..... Dans bien des cas, il m'a suffi de faire cesser l'usage de ce piment pour voir disparaître les crampes d'estomac : la chose n'est nullement aisée et souvent les malades s'en vont désolés de cette défense, ou vous supplient de ne point les priver de cet assaisonnement indispensable à leur table. N'ai-je pas vu un malade dont toute la muqueuse buccale était desquamée par la syphilis, crier miséricorde à chaque bouchée de ragoût, et ne pouvoir pourtant s'en passer ! Les Abyssins eux-mêmes mettent le berbéri parmi les causes du mal d'estomac. A côté du berbéri il faut placer le beurre rance, les nombreux condiments que j'ai mentionnés à propos de la cuisine, et surtout le kousso, dont ils usent et abusent, le prenant 10 à 20 fois par an, tantôt comme ténifuge, tantôt comme remède à d'autres maux vrais ou imaginaires.

Un des remèdes qu'on préconise ici contre ces douleurs est un œuf frais et cru délayé dans de l'eau ou du lait et pris en une seule fois ; cela est logique mais la douleur ne cesse que momentanément, l'acide chlorhydrique, un moment dilué, reprenant son état premier au bout de quelques minutes. — On donne aussi la racine de divers *rhumex*, écrasée et mise en macération dans l'hydromel. — Chez les Gallas on utilise les feuilles de l'*amadja* (*hypericum leucoptycodes*) cuites avec la viande. — Dans le

cas très fréquent où la gastralgie provient du « mauvais
œil » d'un voisin ou d'un passant (mendiant) qui a jeté
un coup d'œil d'envie sur votre table, le remède combat
le « mauvais œil », le traitement est causal ; or, le grand
remède contre les sorcelleries est le *haragressa* (mot à
mot « plante rampante du cadavre » (*bryonia dioïca*) ; la
racine de bryone, dite chez nous aussi « racine du diable »
et les semences de l'*atafaris* (*datura stramonium*), l' « herbe aux sorciers » de nos pays, sont mélangées à petites
doses et données en potion ; la gastralgie ne manque pas
de passer pour autant qu'elle dépend de l'auto-suggestion
et du nervosisme du sujet.

Un dernier remède auquel on a recours efficacement et
qui est moins hasardé que la bryone et la stramonée,
est..... la lecture d'un psaume de David, faite sur le
croyant par un prêtre ou un scribe. Personne ne peut
douter de l'absolue efficacité d'un tel moyen de suggestion et de résignation dans une maladie aussi essentiellement nerveuse que le mal commun d'estomac.

***

IX. DYSENTERIE. — Très répandue dans la saison chaude,
à partir de décembre ; elle est causée surtout par les eaux
polluées dont les indigènes usent sans filtrer ; on puise
l'eau soit dans des puits forés dans sa propriété, soit dans
le prochain ruisseau, soit dans des flaques formées par les
suintements des parties déclives des monticules sur lesquelles la ville est édifiée ; il y a aussi contamination d'un
malade à l'autre de façons variées, car on voit le mal se
manifester par quartier, par campement. Les enfants
en sont beaucoup moins atteints que dans nos grandes
villes grâce à l'allaitement au sein jusqu'à deux ou même
trois ans révolus, comme nous le verrons.

Il existe une forme colibacillaire hypertoxique qu'on confondrait facilement avec la fièvre typhoïde. De cette dernière maladie, je n'ai observé que deux cas ; et encore
n'étais-je pas sûr que ce fussent des typhoïdes vraies. Je me

crois autorisé à affirmer l'absence de la fièvre typhoïde vraie, ou du moins son extrême rareté dans la capitale éthiopienne. Une fois que la population sera plus dense (Adis-Abéba n'a que 60.000 habitants éparpillés sur un espace qui n'a pas moins de 7 kilomètres dans tous les sens), si ce mal apparaissait ici, il ferait de rapides progrès et de grands ravages à cause, d'une part, du nombre de mouches et de la malpropreté des indigènes, et, d'autre part, à cause de ce fait que toute la population s'alimente à une même nappe d'eau dont chacun profite en creusant dans son jardin un puits de 5 à 15 mètres de profondeur ; une fois cette nappe infectée, il serait difficile de déraciner le mal qui passerait à l'état endémique comme dans tant de villes d'Europe.

Si les affections intestinales ne sont pas plus fréquentes, cela tient en partie à l'absence des fosses d'aisances remplacées par des fossettes et les ravins où le soleil dessèche les excréments et tue les germes ; ou bien ce sont les averses de la saison des pluies qui lavent la ville à grande eau. Les fosses d'aisances infectent la nappe souterraine, car en la saison des pluies elles sont remplies d'eau comme les puits ; c'est donc un avantage qu'il n'y en ait pas. J'ai constaté plus d'une fois le mauvais effet des eaux de puits creusés au voisinage de fosses d'aisances ; ces eaux intoxiquent par les toxines qui y ont fusé, si elles n'infectent pas par les bacilles eux-mêmes. Il est donc préférable pour la santé publique que les indigènes continuent leur coutume ancestrale des « fossettes de chats » ; un édit est venu fort à propos ratifier une pratique que Lamark n'aurait pas manqué de relever à l'appui de sa théorie...

Pour les indigènes, la dysenterie est causée par l'ingestion immodérée des aliments, après un grand jeûne ou une longue abstinence ; ou encore l'ingestion d'aliments non cuits (fruits crus, salades...).

Il est difficile de traiter les entérites chez les Abyssins ; à cause de la rareté du lait, on est obligé d'alimenter au bouillon, décoction de céréales ; ils ne peuvent avoir de l'eau propre, et son ébullition n'est pas à la portée des plus pauvres. Enfin, il est difficile de déraciner leur coutume de manger des œufs durs en ces circonstances, du moins chez les personnes qui prétendent savoir plus que le vulgaire; on tient cet usage des Arabes. Beaucoup meurent faute de soins; nous guérissons cependant tous ceux qui se confient à nos soins et observent nos prescriptions à la lettre; mais combien vous consultent après 8, 10, 15 jours, quelquefois à la dernière extrémité.

Les Abyssins qui sont si riches en simples contre toutes les maladies existantes et imaginaires, n'ont rien d'efficace, que je sache, contre la simple diarrhée. On donne à manger la bouillie de diverses céréales, surtout le *zangada* variété de dourah (*andropagon sorghum*) et le *dagoussa* (*eleusine coracana*) genre de tief qui est cultivé au Nil-Bleu. On boit aussi, sans grande foi, des macérations de feuilles et de tigelles d'un arbuste dit *fiel afitch* (tiges déliées munies de feuilles oblongues et de nodules blanchâtres grosses comme des têtes d'épingles). On donne aussi le sang chaud de bouc ou de mouton mêlé, pour la dysentrie chronique, de foie pulpé des mêmes animaux. Une autre mixture, plus propre à l'usage externe, est une sorte d'embrocation de beurre, œufs et gomme. — Dans l'Ethiopie du Nord (Godjame ou Amhara, Tigré) on utilise avec succès, dans la dysentrie, les racines triturées entre deux pierres d'un arbuste dit *ougainous* (*brucea antidysentirica*) qui croît dans les altitudes moyennes; on en prend la valeur d'une cuillerée à café dans une tasse de lait; on renouvelle la dose deux, trois fois dans la journée; le remède n'aurait d'autre inconvénient, d'après le célèbre voyageur écossais Bruce (1769), que de donner un peu soif. — Cette plante n'est pas usitée au Choa. — J'ai vu pas mal de cas de dysenteries non ou mal traités passer à l'état chronique et tuer en quelques mois.

**

X. Fièvres intermittentes. — Un des fléaux de l'Ethiopie, sinon du plateau, du moins des terres basses, c'est le paludisme ou fièvre des marais, le *ouoba*. Or, les indigènes n'ont rien découvert contre ce mal ; on n'a même presque rien tenté. Pendant les accès, on prend 2 ou 3 verres de beurre fondu, de préférence le « beurre médicinal » c'est-à-dire le beurre de 3 ou 4 ans, dans l'espoir de « détruire la maison de la fièvre » ou le « nid » que celle-ci s'est « bâti dans le ventre ». Comme prophylaxie, apparemment, on brûle de la racine d'*oguert*, un ténifuge, et s'accroupissant sur le brasier, recouverts d'un chamma, ils exposent tout le corps à la fumée ; cela peut avoir de bons effets, car cette fumée est âcre et, si le corps est bien enduit de sa suie, les moustiques ont peu de tendance à venir piquer le dormeur ; cette prophylaxie est cependant aussi aléatoire que la « destruction de la maison ou du nid ». Aussi inefficaces sont les fruits du *Kit-Kita*.

Pour les indigènes, le *ouoba* est un esprit malin habitant le désert ; à ce propos, Rochet (d'Héricourt) rapporte qu'obligé de passer la nuit près d'une rivière, au cours d'une chasse aux hippopotames, les indigènes de sa suite le prièrent de leur donner de la poudre à canon pour se noircir la figure afin de « faire peur au diable qui vient la nuit leur communiquer la fièvre » ; après délibération, on voulut bien se contenter de deux coups de carabine tirés avant le sommeil, ce qui effraya le diable, mais non les léopards qui rôdèrent autour du camp.

Le remède indigène classique contre l'accès palustre consiste dans 200 à 300 grammes de beurre rance de 4 ans mêlé à 4 ou 5 gousses d'ail finement pilées ; le tout, bien mélangé dans un mortier, se prend par boulettes, en un jour. C'est réellement étonnant que les Abyssins n'aient rien tenté de plus actif comme de plus excentrique ; rien ne m'aurait étonné de leur part, quand on sait que, chez nous, Ollivier proclamait comme très efficace la *toile d'araignée*, qu'il préconisait à la dose de 25 centigrammes par pilule, 3 à 4 par jour ! On sait que les Arabes emploient une décoction de citrons découpés en tranches ; que le café vert à 20 p. 100 est aussi très utile en décoction ; ce dernier remède est inconnu dans la patrie d'origine du café

(Caffa, province de l'Ouest Ethiopien) ce qui ne doit pas trop surprendre, puisqu'il y a un demi-siècle, on n'usait pas de café chez les Abyssins. — Depuis l'arrivée des Européens, ils ont vu les effets merveilleux de la divine quinine et en avalent avec délices des pincées enveloppées dans du papier à cigarette ou plus simplement dans une tasse de café. On fait aussi des saignées capillaires au front.

Quant à la nature du mal, non seulement ils n'ont aucune idée du parasite, l'*hématozoaire* de Laveran, ni du moustique, l'*anophèle*, qui le transporte du sang d'un homme malade dans celui d'un homme sain, mais ils ne connaissent même pas l'influence des eaux stagnantes, des émanations méphitiques des mares et des marécages : ils croient que le *ouoba* provient d'une nuit passée au bord d'une rivière, ou bien du séjour prolongé à l'ombre des arbres ; de même on en est atteint si l'on mange de la viande ou du maïs grillés au bord d'un ruisseau. Ils savent seulement qu'après la saison des pluies, la fièvre redouble de fréquence ; aussi le mois d'octobre est-il appelé « le mois du diable ». Ils disent surtout que les fièvres s'attrapent dans les déserts, aussi se munissent-ils d'ail pour le sentir, avant d'y descendre. L'emploi de l'ail serait logique s'il était démontré que les moustiques n'aiment pas son odeur pénétrante. Dans les déserts, il y a un arbuste épineux dont le nom indigène ne me revient pas ; les naturels se méfient des régions où pousse cet arbuste ; ce sont des régions fiévreuses dont on éloigne son campement.

Le paludisme n'existe à Adis-Abéba que chez les voyageurs qui y arrivent des pays du Sud et de l'Est, et des marécages du Nil. Les caravaniers en souffrent beaucoup. En général c'est une fièvre bénigne et les accès pernicieux n'existent guère que dans les marais pestilentiels du Nil-Blanc, où les naturels, comme les Nouers, n'en souffrent pas, tandis que les nouveaux arrivants, Européens ou Abyssins, y sont pris de terribles accès, même à Gambella, enclave anglaise dans l'Ethiopie, servant de débouché au commerce local par la voie du Nil. C'est dans ces régions malsaines que le vicomte du Bourg de Bozas, chef d'une mission scientifique, fut atteint des accès dont il mourut, en martyr de la science, au Congo. La mission Bonchamp (*vers Fachoda*, par Ch. Michel) a eu également beaucoup à souffrir de ces fièvres malignes. — A ce point de vue, la capitale éthiopienne est privilégiée : tandis qu'aux environs de Paris et de Constantinople, l'anophèle existe et ne demande que l'arrivée, des colonies, d'un paludique pour créer une épidémie, ici, non seulement je n'ai pas constaté un cas local, mais je n'ai même pas vu un anophèle, pendant 12 mois d'observations, parmi les nombreuses variétés de moustiques qui apparaissent suivant les saisons. Ceci, joint à l'absence de la tuberculose, de la typhoïde, de la méningite cérébro-spinale, de la diarrhée des pays chauds, de la diphtérie, peste, choléra, etc., etc.... fait de notre climat paradisiaque un des plus sains du monde, grâce aux 8 mois de beau temps, à l'altitude de 2.500 mètres et à la température oscillant entre 15° et 20° centigrades ; aussi personne ne doute que dès que le chemin de fer pourra amener en 2 ou 3 jours les voyageurs de Djibouti à Adis-Abéba, cette capitale ne devienne une station hivernale d'octobre à mai, à la mode, comme celles d'Egypte.

***

XI. Grippe. — Il y en a des épidémies dont les cas s'aggravent, grâce à la négligence des indigènes qui ne se montrent au médecin qu'après avoir épuisé tous leurs moyens. C'est la forme gastro-intestinale qui est la plus courante ; puis vient la forme pulmonaire ; la forme nerveuse est exceptionnelle. La grippe légère prend le nom de *mitche* ou insolation, dont nous avons fait mention dans les Généralités. On dit ici « coup de soleil », comme on dit chez nous « coup d'air ». C'est donc proprement par « influenza » qu'il faudrait traduire ce terme qui a tant intrigué certains auteurs comme Borelli ; la grippe est attribuée à l'influence du soleil comme chez nous à l'influence du froid. Une autre cause du mitche aussi bien que d'autres indispositions est le « mauvais œil » ou encore le « chat crevé » jeté par une personne malveillante sur ou dans le lit, dans la chambre ou la cour de celui à qui l'on veut nuire. N'a-t-il pas couru à Adis-Abéba le bruit que quelqu'un avait jeté un chat crevé dans le lit de Sa Majesté !.....

Le remède en est la racine du *tène-Adam*, « santé d'Adam » (*ruta montana*), mêlée au berberi, aux feuilles d'althéa, hydromel, etc., etc ; le tout bouilli et absorbé en une ou deux fois. — Un autre remède est la racine d'une plante dite *beg-lat* (queue de mouton), sorte de convolvulacée dont la racine jouit des propriétés de la scamonée (cholagogue) ; on en boit la décoction et surtout on s'en frotte le corps. — Il existe aussi une plante dontle nom est tenu secret (!) : on en exprime le jus dans les oreilles et le nez : guérison quasi instantanée, paraît-il. La bryone est aussi usitée : on la fait bouillir et on expose à ses vapeurs le malade protégé par sa toge contre le « mauvais œil » ; le lendemain, il ne doit sortir au soleil qu'après avoir changé de chamma, à défaut de quoi, rechute. Je passe sous silence bien d'autres simples usités en pareil cas, avec plus ou moins de succès. Mentionnons encore l'*aoûte* qui est un vomitif agissant aussi comme éméto-cathartique dans l'embarras gastrique.

XII. Eczéma et autres maladies cutanées. — L'arthritisme étant exceptionnel chez les Abyssins qui ne sont pas encore assez avancés en civilisation pour en avoir le triste privilège, et les auto-intoxications étant rares grâce à leur nourriture saine composée d'aliments frais, sans aucune conserve, les maladies de peau se réduisent à quelques eczémas et des contagions parasitaires (gale, teigne, pelade, pityriasis versicolor), pyodermites, lupus, acné inflammatoire, etc., etc. Le pityriasis capitis, les vulgaires pellicules, se rencontrent assez souvent, malgré l'usage du beurre chez le sexe, du rasoir chez l'homme. Le pityriasis versicolor est très fréquent en tant que maladie parasitaire. On m'a cité des agglomérations où il sévit ; nos dermato-

logistes admettent que le *microsporon furfur* est l'apanage
des arthritiques et des tuberculeux ; il n'en est rien, puisque ce genre de malades est pour ainsi dire inexistant ici.

Pour les « princes de la science » abyssins, l'eczéma
reconnaît pour cause le crachat : c'est un homme, ennemi
ou jaloux, qui vous a craché, à l'endroit où vous avez votre
plaque d'eczéma. On se traite de la façon suivante : on s'en
va sur les grands chemins chercher sept cailloux ; on s'en
frotte les taches jusqu'à écoulement sanguin ; la guérison
est la règle ; celui qui m'a indiqué cette médication semi-
chirurgicale semi-superstitieuse, l'a essayée sur lui-même
avec plein succès ; je le crois, car quoi de plus radical que
de « décaper » en grattant un eczéma ; à la place de la der-
mite torpide on a une plaie franche qui se cicatrice à ciel
ouvert. Evidemment ce n'est pas la méthode de choix dans
les eczémas invétérés ; dans ce dernier cas on utilise la sève
de figuier sauvage. On n'ignore pas le traitement interne
de cette maladie, sans aucun diététique d'ailleurs ; on
donne des macérations de feuilles d'un arbre dit *dédoko*,
qui doit jouir de propriétés diurétiques ; ce remède se
prend avec du beurre ; souvent aussi, on fait bouillir ces
feuilles dans le beurre même. — L'urticaire de la peau
n'est pas plus à trouver en ce pays, que cet autre « urticaire des bronches », comme on a appelé l'asthme.

Le lupus est relativement fréquent en Ethiopie ; c'est le
lupus érythémateux classique, à siège facial, avec la teinte
sucre d'orge à la vitro-pression, le rouge translucide de ses
lupomes. Il y a encore des médecins qui doutent de l'existence de la tuberculose, sur le plateau éthiopien ! Le lupus
se dit en abyssin *chehegne* ; on le traite avec le plus parfait
succès par les scarifications et l'ignipuncture. Nombreux
sont les indigènes qui portent ces cicatrices gauffrées et
reluisantes spéciales à cette maladie, même aux altitudes de
3.000 à 3.500 mètres. Pour les *lupus vorax*, on s'adresse
aux prêtres et aux sorciers. La région d'Ankober tient le
record pour sa fréquence.

On peut s'étonner de la rareté de la furonculose et de
l'acné inflammatoire parmi ces naturels qui ne savent pas

ce que c'est d'entretenir la peau propre. Sans insister sur la rareté et la légèreté des auto-intoxications dont les toxines s'éliminant par la peau déterminent la localisation microbienne, je mets ce fait sur le compte du beurre dont les indigènes usent *largâ manu* pour leur toilette. En effet ce beurre est généralement choisi rance ; serait-il même frais qu'il ne tarde pas à rancir et à produire des acides de fermentation (acides butyrique, caprique....) qui, certes, ont un pouvoir antiseptique. De plus les pores de la peau sont obstrués et les agents pathogènes ne peuvent pénétrer dans les glandes pilo-sébacées dont l'inflammation, plus ou moins étendue et virulente, constitue le furoncle et l'anthrax. Ainsi donc ce fameux beurre, qui fait l'horreur des Européens, préserve les indigènes de microbes autant que de *macrobes*. D'ailleurs l'indigène ne se dissimule pas les mérites du beurre et classe ce remède au rang du kousso et du berbéri. N'aurait-il pas un peu raison ? Une autre cause m'a semblé résider dans l'usage du *talla*, bière indigène non décantée de sa levure ; ce produit est parfois si mêlé de farine d'orge maltosé, d'orge frit, de poudre de *guécho* (servant de houblon), de levure, qu'il fait dire aux Européens : « Il y a là à boire et à manger ! » Il est certain que la levure de bière a de bons effets dans la furonculose et, sans mériter l'enthousiasme des premiers jours, elle ne mérite pas le dédain qu'on commence à manifester à son endroit : l'usage immodéré de la bière non séparée de sa levure et la rareté de la furonculose parmi les Abyssins, me semble une preuve de son efficacité. L'homme se met bien moins de beurre sur le corps (cet usage commence à disparaître) que la femme, car le beurre rance est réputé cosmétique ; par contre il boit plus de bière que celle-ci. On peut donc mettre sur le compte de la bière exclusivement la rareté de la furonculose chez l'Abyssin.

Le « coup de soleil » (*Mitche*) aux parties découvertes (mains, pieds...) qui n'est qu'un eczéma plus ou moins tenace, est traité par une macération (d'*ifrindo* (arbuste à tiges élancées, à feuilles lancéolées, petites fleurs blanches, rappelant un peu le laurier-rose, de la famille des Apocynacées).

L'ecthyma, d'origine syphilitique ou non, est traité par des cautérisations au sulfate de cuivre (couperose bleue) qui se vend couramment au marché ; cette drogue est probablement d'importation arabe.

Bien rares sont le prurigo de Hébra, le strophulus, les lichens, l'ichthyose, le pityriasis rosé de Gibert, la kératose pilaire, etc. ; je n'ai rencontré qu'un cas de vitiligo et un de psoriasis. Les indigènes ne connaissent pas leurs traitements. Nous parlons en son lieu de la lèpre.

Quelque noirs qu'ils soient, les Ethiopiens s'adressent à vous fort souvent pour des taches mélaniques du visage. L'indigène est coquet, et cette tache que vous distinguez avec peine sur son visage d'ébène, gâte beaucoup, à ses yeux, sa blancheur relative. D'ailleurs, de ces taches ils en ont aussi sur la muqueuse buccale, linguale, les gencives, comme les Addisoniens chez nous ; ce sont évidemment des excès ou des écarts de la pigmentation normale chez la « race éthiopienne », des hyperchromies. On leur fait « un traitement de consolation » avec un caustique quelconque.

**

XIII. VARIOLE. — Parmi les fièvres éruptives, il n'y a guère que la rougeole et la variole qui se rencontrent fréquemment ; la diphtérie n'existe pas ; la scarlatine est rare. — D'après Morié, auteur d'une histoire d'Ethiopie, fort estimée parmi les savants du pays, le Coran mentionne l'apparition de la petite vérole, comme providentielle, dans l'armée abyssine qui assiégeait la Mecque défendue par le grand-père de Mahomet : l'armée fut décimée et son chef, El-Abreha, en mourut lui-même ; cela se passait juste l'année avant la naissance de Mahomet (570). C'est à cette époque que la variole fit son apparition en Europe, où elle fut transportée par les Arabes après l'avoir reçue des Abyssins. Actuellement ce mal est endémique en Ethiopie et y fait des ravages tels qu'on conçoit que dans un temps moins civilisé on n'ait pas reculé

devant les méthodes draconiennes de limitation de l'épidémie que relate Bruce : « Les habitants la craignent autant
que lorsqu'elle se déclare dans une maison, tous les voisins qui savent qu'elle pourrait infecter la colonie entière,
entourent la maison pendant la nuit, y mettent le feu
sans aucune pitié, repoussent dans les flammes à coups
de fourches et à coups de lances, tous les infortunés qui
tentent de se sauver, sans qu'il y eut jamais eu d'exemple
qu'on ait laissé vivre un seul. » (*Voyage en Nubie et en Abyssinie*, 1769.) — Ce terrible fléau a souvent été une « raison
politique » : Il a sauvé les Abyssins des incessantes invasions des races nigritiques de l'Ouest, spécialement des
Chankallas qui en étaient décimés, cependant qu'ils
avaient pris le contage chez les Abyssins eux-mêmes.

Le vaccin, découvert par Jenner en 1778, ne paraît pas
avoir été introduit en ce pays par les divers peuples qui se
sont succédé ici ; on n'a jamais connu que la vaccination originale autant que meurtrière qu'on va lire. En
1889, il y eut une terrible épidémie de variole en même
temps que de peste bovine ; les deux maladies persistèrent jusqu'en 1898 où la vaccination fut édictée obligatoire. Actuellement elle ne l'est nullement, aussi assistons-
nous, dans la capitale, à deux ou trois reprises annuelles de
l'épidémie.

La façon de vacciner ne manque pas de hardiesse ni de
sans-souci. Pour préserver un enfant de l'atteinte de la
variole, on n'a rien mieux trouvé que de la lui donner
délibérément : c'est comme si on tuait quelqu'un pour
l'empêcher de mourir ; tandis que dans la vaccination jennérienne on communique la vaccine, petite fièvre éruptive
fort bénigne de la race bovine, pour préserver de la variole,
fièvre éruptive dont la malignité est bien connue. Je m'explique cependant les bons effets de cette méthode illogique
à première vue : comme toute épidémie, cette maladie
n'atteint pas tout le monde ; de ceux qu'elle atteint, les uns
le sont gravement, les autres légèrement, ce qui tient à
l'état de santé générale du moment, de résistance contre la
maladie. Si donc on inocule, pour ainsi dire de force, la

maladie à ces sujets peu prédisposés, ils la supportent très
bien, en font facilement les frais et s'en tirent sans trop de
dommage pour leur santé future. On en voit n'avoir qu'une
fièvre guère plus grave que celle de notre vaccination ; ils
ne se mettent même pas au lit et passent sur pied les 10 ou
20 jours d'indisposition. Cette variole est d'une évolution
bénigne et l'heureux vacciné a bien des chances de n'être
plus atteint plus tard par une variole dont l'évolution pourrait être grave, voire fatale. Etant donné que la variole ne
rechute qu'une fois sur 50, un vacciné abyssin a 98 chances
sur 100 de n'en plus redevenir malade, si toutefois cette
vaccination ne l'a pas déjà tué, ce qui n'arrive, hélas ! que
trop fréquemment !

On a beau leur dire que ceux de leurs vaccinés qui ont
eu une évolution bénigne de la maladie ne l'auraient peut-
être jamais attrapée, ou l'auraient eue également bénigne
s'ils l'avaient prise spontanément ; et que ceux qui sont les
victimes de cette affreuse méthode, ne l'auraient peut-être,
par un heureux hasard, jamais contractée ; il font la sourde
oreille et continuent à vacciner à leur façon. Ils ont même
l'audace ou la simplicité de vous inviter à leur faire cette
vaccination ! Dès que l'endémie prend des allures inquié-
tantes, tous les bons pères de famille s'empressent de communiquer le mal à leurs enfants, et de créer ainsi une
épidémie artificielle dont on voit partout se promener les
victimes enlaidies.

Le nombre des « grêlés » est énorme en Abyssinie,
environ 20 p. 100 ; les jeunes l'ont été par cette méthode
hasardeuse qui jouit de cette alternative sans milieu : « vacciner pour toute la vie ou tuer ». Il faut dire, à l'éloge des
praticiens indigènes, qu'ils ont soin de prendre leur vaccin
sur une « bonne maladie », c'est-à-dire un sujet n'ayant ni
la syphilis, ni la blennorrhagie (!), et dont le mal évolue
pas trop tapageusement. On se demande ce que la blennorrhagie peut bien avoir à faire ici : ces braves gens
auraient-ils l'intuition que c'est une maladie générale dont
le microbe ou les toxines se diffusent dans tout l'organisme, comme la Faculté le professe actuellement ? De

plus, sans se douter encore, ils font de l'*isothérapie* prophyllactique en inoculant la variole pour préserver de la
variole, ce qui, en matière de poisons, constitue le *mithridatisme*; les charmeurs de serpents ne mangent-ils pas
de la chair de vipères pour augmenter leur immunité aux
morsures de ces animaux ? — Un autre point de leur
technique mérite d'être relevé : ils mêlent le pus variolique au miel ou même au beurre, pour en atténuer la
virulence en même temps que pour le préserver longtemps
de la dessication. On manipule cet agent terrible avec
autant d'insouciance qu'un fusil de chasse ou un Lebel.
On le conserve dans une boîte plusieurs semaines, enveloppé de coton, sans aucun soin d'antisepsie pour euxmêmes ou pour le pus, afin d'éviter le mélange avec
d'autres agents pathogènes. — Les indigènes disent que
tout homme doit avoir la petite vérole, comme aussi,
d'ailleurs, la grande ; et ils préfèrent la prendre quand
cela leur plaît plutôt que d'en être surpris au moment où
ils s'y attendent le moins !

En compulsant les auteurs, j'ai trouvé, dans Bruce, le
mode suivant de vaccination usité au xviiie siècle au
Seneaar (Haute-Egypte) ; je le rapporte d'autant plus
volontiers qu'il est probable que le mode actuel d'Éthiopie
en est une imitation, malgré qu'on croit ici que cette vaccination a été enseignée par les Européens, et, qu'on me
cite le nom de Mgr Massaja, ami de jeunesse et conseiller
de Ménélik, qui a passé près de 40 ans à évangéliser les
Galtas. Les femmes font elles-mêmes cette opération ; et
elles choisissent toujours pour cela le temps le plus sec et
le plus beau de l'année. Dès qu'elles apprennent que la
petite vérole s'est déclarée quelque part, elles s'y rendent
et, mettant une bande de toile de coton autour du bras de
la personne malade, elles demandent à la mère combien
elle veut leur vendre de grains de petite vérole; il est nécessaire, suivant elles, qui ce marché se fasse d'une manière
rigoureuse, qu'il n'y entre point de complaisance et qu'on
paie au moins une ou deux pièces d'argent. Les choses
étant ainsi réglées, elles reprennent leur bande de toile,

déjà imprégnée de venin variolique, et elles reviennent chez elles l'attacher au bras de leur enfant, qui, à ce qu'elles prétendent, est inoculé sans danger, et n'a jamais plus de grains de petite vérole qu'elles n'en ont spécifié dans leur marché. »

Aujourd'hui on ne se contente pas d'appliquer par une bande le pus sur le bras, mais on l'inocule, comme chez nous, par une lame tranchante. — On n'a jamais eu l'idée de faire de la variole-vaccine en faisant passer le contage par un veau ou un âne, ou de l'atténuer de toute autre façon comme ils le font parfois pour la syphilis ; ce n'est pas que les Abyssins ne soient assez ingénieux pour y penser, mais ils sont trop paresseux pour exécuter ces voies détournées.

Actuellement, les médecins des diverses Légations, surtout ceux de la Légation d'Italie, se font un plaisir de vacciner toute la population indigène qui se présente à leurs dispensaires. La vaccination a toujours été pratiquée ici, depuis l'édit du 17 mai 1898, soit par les Italiens, soit par les Russes ou les Anglais. Le Dʳ Wurtz, actuellement professeur de Médecine coloniale à la Faculté de Paris, avait été envoyé en mission, cette même année, par le Gouvernement français ; il vaccina 20.000 personnes, dit-on, ce qui enraya l'épidémie régnante. Depuis, on fait continuellement venir le vaccin en tubes, d'Europe ; l'indolence abyssine se refuse aux médecins de bonne volonté qui voudraient créer ici un institut vaccinogène dont profiterait tout le pays ; c'est ainsi que j'ai voulu en faire dans ma Policlinique, mais.....

Les Abyssins savent peu de chose sur la variole qu'ils appellent *koufigne* ; ils en connaissent la contagiosité par contact ; quant aux germes, ils n'y sont pas plus avancés que nous. Nous avons donné dans les Généralités une recette merveilleuse usitée en pareil cas ; à part cela, on ne tente aucun traitement symptomatique auquel nous sommes nous-mêmes réduits, faute de médication spécifique et étiologique.

*
* *

XIV. Pneumonie. — La pneumonie franche est une des affections les plus répandues à Adis-Abéba. Sa fréquence m'en semble explicable par la biologie de son agent, le pneumocoque, qui vit en saprophyte dans la gorge d'un cinquième des gens bien portants, et non dans la poussière et l'eau où le soleil le tuerait au moins aussi facilement que le bacille de la tuberculose ; on sait aussi que les Abyssins s'embrassent sur la bouche, boivent dans la même tasse et crachent par terre ; enfin, se logeant mal la nuit, dont le froid n'est égalé que par la chaleur du jour, ils contractent facilement ce mal favorisé par l'état de congestion des bronches par le fait de bronchites à répétition. Les Abyssins, guidés par le point de côté, ne savent guère la traiter que par des ventouses scarifiées. Les adultes guérissent, les vieillards meurent ; quant aux enfants, ils ne les traitent jamais ce qui fait qu'ils guérissent toujours.

*
* *

XV. Tuberculose. — La phtisie prend ici le nom de *Samba-imoum* (maladie du poumon) ou *kassa*. En Europe on estime que 50 p. 100 des malades sont des tuberculeux ; une statistique que j'ai faite dans mon dispensaire du Palais, montre qu'ici la même maladie ne se rencontre guère qu'une fois sur cent. On trouve quelques lupus érythémateux et vorax, de rares ostéites et arthrites, des adénopathies du cou qui ne sont pas toujours de cette nature, et aussi de la scrofulo-tuberculose. Dans une ville de 60.000 habitants comme Adis-Abéda, il ne meurt pas, par an, sûrement dix hommes par cette maladie, tandis que, dans nos grandes villes, la population paye un lourd tribut à ce fléau. Les raisons de ce fait sont d'abord que les indigènes vivent au grand air et au soleil 12 heures sur 24 ; ils ne sont dans leurs huttes que pour dormir ; ils ne connaissent pas cet air confiné qui nous attend aux théâtres, aux salles de conférences, salons, églises, cafés ; l'usine, les galeries souterraines de houille ni même les mines d'or, n'ont pas encore inauguré leurs désastreux effets sur la santé des travailleurs. — Le soleil est la cause essentielle de la rareté de cette « maladie de l'obscurité » : 24 heures d'exposition au soleil tue le bacille de la tuberculose qui vit 25 ans dans la poussière des murs d'une pièce mal éclairée : c'est que, comme tous les criminels, le bacille de Koch craint la lumière. L'effet de la lumière solaire est d'autant plus à noter que nous nous trouvons ici à 2.500 mètres d'altitude, ce qui est précisément l'altitude moyenne du plateau éthiopien ; on sait que dans les niveaux inférieurs, l'atmosphère absorbe plus du quart de l'activité des rayons infra-rouges et ultra-violets, les seuls à considérer au point de vue qui nous occupe. La nature met à la disposition des Abyssins, sans qu'ils s'en doutent, une excellente médication. La cure de soleil dont on parle en Europe depuis à peine un quart de siècle, est ici utilisée depuis l'origine des temps, depuis surtout que les ancêtres troglodytes de ces peuples quittèrent les cavernes obscures et humides pour les chaumières de pisé et de paille. Le soleil vif et chaud est donc la première sauvegarde du pays contre ce terrible fléau ; les résultats obtenus contre la tuberculose par les bains de soleil en sont la meilleure preuve ; ne guérit-on pas chez nous des plaies de cette nature par la simple exposition au soleil ? Il est donc évident que si l'Abyssin, nu ou légèrement habillé, constamment baigné de soleil, ne devient pas facilement tuberculeux, il le doit à l'astre de vie. J'ai parfaitement remarqué que sur 10 tuberculeux, 7 ou 8 sont des femmes : comme nous l'avons dit, la femme aime à se tenir à l'ombre pour raison de coquetterie. — En troisième lieu, il faut noter la frugalité des Ethiopiens ; l'alcool et le tabac sont peu répandus ; ils font bien quelques excès en viandes, mais pas tous les jours ; de plus cette viande est fraîche, exempte de ptomaïnes. — Les villes et les villages sont composés de maisons n'ayant que le rez-de-chaussée, éparpillées de telle sorte que les

méfaits de l'agglomération sont évités, que la contagion
ne passe pas de l'une à l'autre avec la poussière contenant
les crachats bacillifères desséchés. La coutume de faire le
feu au beau milieu de la demeure, sans foyer ni cheminée,
préserve aussi l'habitation, par la chaleur fréquente et la
suie de fumée. L'incendie, assez fréquent, léger, tel un
flambage, que les indigènes semblent éteindre par leurs
cris, a vite fait aussi de parfaire cet effet hygiénique du
feu domestique. Enfin, l'absence de médecins dans le pays
a également sa valeur ; celui qui est atteint de ce terrible
mal est voué sans remède à son malheureux sort ; il n'a
pas le loisir, que procurent nos savantes méthodes, de
contagionner tout l'entourage, et surtout de vivre longtemps et perpétuer une descendance tarée à laquelle il n'a
rien de plus pressé que de léguer son mal avec l'héritage ;
en d'autres termes la sélection dite « médicale » n'a pas
cours ici. — La rareté des maladies nerveuses essentielles
et des dégénérescences mentales, doit, pour une grande
part, être mise sur le compte de la rareté de l'intoxication
tuberculeuse de l'individu en général, du fœtus en particulier.

La viande crue a été pendant longtemps dans notre
science « à idées fixes souvent changeantes », et est encore, pour les médecins du vieux temps, le remède héroïque
de la tuberculose. On trouve à présent que la viande favorise cette maladie en amoindrissant le rôle protecteur des
organes d'élimination et de neutralisation des toxines,
foie et reins, qu'elle sclérose. Or, l'observation des faits,
en Abyssinie, doit conduire tout esprit impartial à con-
clure, au contraire, que la viande empêche l'installation
de la tuberculose et la guérit dès ses débuts. En tout cas,
l'usage de la viande crue, le *brondo*, doit être rangé parmi
les causes sus-mentionnées de la rareté du mal. L'Abyssin
ne peut retenir un sourire de pitié pour nos idées quand
on lui parle de « l'intoxication par la viande crue », à quelque longue échéance que vous la remettiez ; il mange à
belles dents, et vous laisse à loisir développer vos théories. Assis à la mode des tailleurs devant le quartier de

bœuf que lui tend un vigoureux esclave, il ne peut concevoir les précautions conseillées par le professeur Albert Robin, un spécialiste en la matière, pour faire accepter la viande crue par le malade : « On commencera par la râper au couteau, puis on la pilera au mortier ; elle sera débarrassée de ses parties tendineuses, et, ainsi préparée, on pourra la présenter entre deux tranches de pain couvertes d'une lame de jambon enduit de beurre ; 25 grammes de viande crue seront intercalés entre le jambon beurré ; ou bien des boulettes de viande arrosées de quelques gouttes d'alcool sont offertes à la flamme qui en roussit la surface, ou bien on mêlera la pulpe de viande crue à du bouillon aromatisé... !» — Est-ce du kousso ? s'écriera l'Abyssin en voyant toutes ces précautions, lui qui dévore à belles dents et engloutit en un repas jusqu'à 500 grammes de « brondo ». Ne sont pas rares ceux qui consomment journellement 1 kilog de viande crue ; on cite des mangeurs d'un mouton !

Pour ce qui en est spécialement d'Adis-Abéba, protégée contre les vents du Nord par une ceinture immédiate de montagnes dont l'altitude dépasse 3.000 mètres son climat sec, chaud le jour, pas excessivement froid la nuit, en fera, dans un avenir plus ou moins éloigné, grâce au chemin de fer (qu'on attend ici pour 1914 à moins que les aéroplanes ne le devancent !) le séjour indiqué des sujets atteints de tuberculose torpide au début, de préférence aux stations égyptiennes (Assouan, Louksor, Biskra...) Il est vrai que l'altitude est un peu trop élevée (2.500 mètres), car l'optimum est aux environs de 1.500 mètres ; mais si l'on y monte graduellement les malades anorexiques et dyspeptiques, les péritonitiques, on en tirera beaucoup de profit ; les arthritiques y trouveront le plus grand bénéfice, de préférence aux cracheurs de sang, aux dyspnéiques et aux cardiaques.

Il y a d'ailleurs une échelle graduée d'altitudes depuis Djibouti jusqu'à Adis-Abéba : Diré-Daoua, point terminus du premier tronçon du chemin de fer, est à 1.200 mètres d'altitude ; Harar à 1850 mètres ; on peut trouver facilement sur la chaîne montagneuse du Tcherscher, qui s'étend entre cette dernière ville et la capitale, un point de 2.000 ou 2.200 mètres; et enfin, à Adis-Abéba même, bâtie sur des vallons en contrefort du pic d'Entoto (3.149 mètres), on trouve des quartiers dont l'altitude ne dépasse guère 2.300 mètres. La température surtout est ici d'une stabilité ravissante; nous avons d'un bout à l'autre de l'année entre 15° et 20°; il ne gèle la nuit qu'en décembre et janvier, et encore bien rarement. Le régime des vents est aussi uniforme.

Les médecins abyssins ne connaissent de cette affection que la toux tenace et la désignent sous le nom de « toux qui ne passe pas » « toux prolongée ou chronique », de « *maladie*, par excellence, *du poumon* ». Comme remède ils administrent, sans succès d'ailleurs, le gui. Toute espèce de gui n'est pas propre à cet usage; il faut celui qui pousse sur l'arbre dénommé *farr*. Il y a bien d'autres médicaments contre cette maladie, tout comme chez nous et comme chaque fois qu'on n'en a pas un de bon. La liste serait longue des « drogues tumultueuses et discordantes », suivant la forte expression de Montaigne. Je me contente de mentionner les racines de l'*amerra*, l'écorce du *gui zaoua*, celle du *kochine*... On les donne séparément, ou même toutes ensemble à boire ou à fumer en narguileh. Les indigènes savent qu' « un homme mal nourri qui tousse, toussera toujours », et ne tentent le plus souvent presque rien pour le soulager; ils ne connaissent pas le séjour dans les étables que recommandaient nos ancêtres, et qui pouvait agir par le gaz ammoniac qui se dégage du fumier, ni le choux rouge qui contient beaucoup de sels de chaux et dont ils ont une variété dite choupalmier; ni le pétrole, dont on donnait il n'y a pas bien longtemps. Ils trouvent plus simple de laisser mourir. Il est probable qu'à la tuberculose s'appliquait le procédé dont parle Diodore de Sicile : « Dans certaines régions de l'Ethiopie, il y a une loi d'après laquelle on tue les infirmes, les malades difficiles à guérir et incurables. » — De pleurésie, je n'ai pas vu non plus un seul cas, du moins de celle dite *a frigore*, pas plus que de péritonite.

**

XVI. Asthme. — Très rare, malgré la fréquence des bronchites chroniques; cela est à rapprocher de la rareté des maladies nerveuses: l'asthme, le vrai, l'essentiel, n'est-il pas une névrose du poumon ? Je ne l'ai rencontré qu'une ou deux fois sur 1.000 malades et toujours chez des femmes obèses, maintenues dans l'inaction et l'obscurité par les amateurs de beautés grasses et blanches. — Quoique le *datura stramonium* pousse ici en abondance le long des routes et sur les terrains incultes, et que ses graines soient fort employées dans la sorcellerie, on n'en connaît pas les propriétés sédatives sur la crise d'asthme. Je n'ai pas non plus rencontré d'*asthme des foins* malgré que la campagne d'Adis-Abéba compte les prairies parmi ses principales richesses.

CHAPITRE VII

Intoxications. — La lèpre. — La rage. — L'arthritisme
Les maladies nerveuses.

XVII. ALCOOLISME ET ARTÉRIO-SCLÉROSE. — Ici quelques détails sur les boissons favorites des indigènes ne seraient pas oiseux ; ils peuvent peut-être jeter un peu de lumière sur la question si ardemment débattue, depuis une génération, de l'alcoolisme ; on verra peut-être que, comme on l'entrevoit aujourd'hui, l'alcool, ce bouc-émissaire de la médecine contemporaine, n'est pas le plus coupable dans l'artério-sclérose.

Le vin n'existe dans le pays qu'en très petite quantité, car le raisin n'y mûrit que difficilement, portant fleurs et fruits à nos mois d'hiver où le froid vif de la nuit les congèle ; le vin sert surtout aux prêtres à dire la messe, et à la table des riches ; on le fabrique au moyen de raisin sec trempé dans l'eau ; il est rouge et de qualité bien inférieure ; il prend dans le pays le nom d'« hydromel de vigne ». Les boissons habituelles du pays sont le *talla* et le *tedje*.

Le *talla* est la boisson habituelle du pauvre et se fait d'orge ou de blé, plus rarement de dourah (*Andropogon Sorghum*), ou de maïs. On en fabrique au fur et à mesure de la consommation ; nous donnons dans les *Impressions d'Ethiopie* les soins minutieux dont on entoure cette préparation. Remarquons seulement qu'à la farine d'orge maltosé on ajoute trois ou quatre fois autant de celle d'orge grillé, ce qui rend la boisson moins alcoolique et plus nourrissante. Le goût de ce produit n'est pas très appétissant, son parfum est peu enivrant, son aspect lui-

même peu avenant, grâce à une grande quantité de son
et de farine mal triturée qui le rendent boueux et font faire
la « mine » aux Européens qui ont coutume de dire qu' « il
y a dedans à boire et à manger ! » Pour ma part, je lui préfère, et de beaucoup, l'hydromel parfumé, de couleur jaune
d'or, dont le goût évoque celui du vin muscat, et qu'on
nous offre dans les bonnes maisons en guise de liqueur ou
de café. Cependant, il m'est arrivé de prendre une ou
deux fois un verre de talla si supérieur que le terme de
cervoise, dont les anciens auteurs se servent pour le désigner, ne me paraît nullement usurpé. En tous cas, le bon
talla est préférable au tedje ordinaire. L'indigène estime
davantage le talla et se méfie du tedje comme plus enivrant et plus nuisible à la santé. Le pauvre aime le tedje
qu'il n'a pas, car les deux litres reviennent à une piastre
(15 centimes) et le riche boit du talla communément pour
le désaltérer, en guise d'eau, comme boisson rafraîchissante. La teneur du talla en alcool est insignifiante ; elle
varie de 3 à 5 degrés ; tandis que celle du tedje va jusqu'au double ; il y en a qui sont aussi spiritueux que les
meilleurs vins. Il existe autant de tedjes différents que les
meilleures caves peuvent vous offrir de vins divers.

Si le talla est la bière ou la cervoise de l'indigène, le
tedje, boisson de luxe, en est l'hydromel et le vin. Il est
fait d'une solution miellée, de 1 partie de miel vierge,
contre 3 parties d'eau ; ou plus communément de 1 de
miel et 5 ou 6 d'eau ; on laisse fermenter au soleil ou au
coin du feu, dans de grandes jarres de contenance de 50 à
60 litres ; la fermentation se poursuit de 10 à 15 jours.
Son parfum lui vient surtout des fleurs du graoua
auxquelles s'adressent les abeilles pour leur produit.

Mais la particularité du tedje aussi bien que du talla est
dans le guécho (rhamnus prinoïdes) qui sert de houblon
(humulus lupulus). Le guécho est un arbuste de 1 à 3 ou
4 mètres de hauteur rappelant le houx par son port, le
laurier-cerise par son amertume, aux fleurs peu apparentes,
aux baies rougeâtres. Les indigènes le cultivent avec soin
dans leurs jardins ; c'est même une culture de rapport, car

on en a moins de 2 kilos pour une piastre. Il ne croît qu'aux altitudes supérieures à 1.500 mètres et a besoin d'une terre humide. Le guécho est aussi usité dans le pays que le kousso et le berbéri ; il est spécial à l'Abyssin chrétien comme le *kât* l'est au musulman ; celui-ci, quelque pratiquant qu'il soit, boira du tedje et du talla, mais toujours sans guécho. Cette plante facilite la fermentation, selon les Abyssins ; elle possède un principe actif qui n'a pas été isolé, que je sache, qui alourdit le cerveau pour plusieurs heures, rend les opérations mentales lentes et incertaines, désarticule le langage et invite au sommeil. Ces propriétés narcotiques, ou plus exactement « abrutissantes », semblent en faire un utile adjuvant de l'alcool pour « l'oubli de la vie », excellent pour les gens qui aiment à « vivre morts », s'il m'était permis de m'exprimer ainsi. Le guécho serait narcotique dans le tedje, excitant dans le talla, m'assurent les habitués : je ne puis en appeler à mon expérience personnelle.

Le guécho desséché, feuilles et branches, est découpé en bûchettes, empilé dans un mortier et confié pour la mouture à deux vigoureux gars (plus rarement des esclaves féminins) qui, armés de lourds pilons en bois, le martellent de toutes leurs forces suivant la cadence des forgerons sur l'enclume ; tandis que des esclaves, rangées tout autour, frappent des mains la mesure, pour encourager dans ce rude labeur, et soufflent en même temps pour éloigner la poudre verdâtre et piquante qui se dégage. Du guécho pilé, on réserve la partie pulvérulente au tedje et les brindilles et nervures sont pour le talla.

Souvent, en place de *guécho*, on utilise un autre arbuste de même famille et ayant les mêmes propriétés, dit *Taddo (Rhammus Taddo)* plus usité dans les pays gallas du Sud où le guécho ne vient pas aussi bien que dans les provinces abyssines. Vers la région du Harar, on utilise encore, en guise du guécho et de son succédané, le fameux *kât* ou *tchât* ; le tedje est alors extrêmement fort et excitant, tandis que le tedje au guécho est plutôt hypnotique. Le *kât (Celastrus edulis),* est un arbuste de taille moyenne, un genre de thé ou de maté, dont les musulmans de l'Ethiopie et de l'Arabie heureuse mâchent continuellement les feuilles, « comme des chèvres », disent les malins Abyssins en les prenant en dérision ; ils les mâchonnent en effet comme des ruminants, avec plaisir : les idées viennent claires et pressées ; on passe facilement à l'exécution de ses desseins ; on est frais et dispos, ardent au travail ; à l'inverse du guécho, *le kât raccourcit le temps de réaction.* Quant au sens génital, il semble émoussé par l'un et par l'autre ; le kât, spécialement, agit comme le café que Trousseau mettait en tête des anaphrodisiaques. — On croit que le kât a été importé d'Arabie en 1429. Les Hararis l'honorent comme une plante sacrée. « Elle nous a été donnée par Dieu et Mahomet » disent-ils ; la première qualité se vend à 2 fr. 50 le fagot de 500 grammes. Le goût rappelle celui du bois de réglisse. On fait aussi une infusion de feuilles sèches, tout comme le thé. Le kât de bonne qualité constitue un cadeau de noces fort apprécié.

Malgré la consommation respectable de tedje et de talla parmi les indigènes (j'estime cette consommation par an et par habitant de classe riche et moyenne, égale à 800 litres de talla et 400 de tedje, la moitié ou le tiers pour la classe pauvre), il ne m'a pas encore été donné de voir un alcoolique dans ma clientèle indigène ; pas même un seul cas de *delirium*. Les raisons en sont que : 1° ce sont des boissons naturelles et nullement frelatées que la « ligue antialcoolique » classerait volontiers parmi ses « boissons hygiéniques » à côté de la bière, du vin et du cidre ; 2° la teneur en alcool est minime, comme on vient de voir ; ce qui en fait des boissons diurétiques et rafraîchissantes ; L'Abyssin s'en tiendra encore longtemps, il faut le souhaiter, au glouglou du *birilli* (carafons où se boivent ces liqueurs) divin pour lui ; quoique l'ivresse soit très fréquente chez les Abyssins, on ne peut pas la comparer à celle de nos citadins, car ils sont moins « grisés » par l'alcool, qu' « abrutis » par le guécho ; 3° les Abyssins ne connaissent pas les apéritifs, cette « fausse-clef pour ouvrir l'estomac » ; 4° On peut estimer à 1 sur 10.000 le nombre de ceux qui font usage de vins du pays ou de liqueurs importées.; le vin de Champagne et autres ne sont à la portée que des Ras, et des Ministres accessibles aux « pots-de-vin » ; en visite, on ne vous offre ni rhum, ni cognac, ni spiritueux de provenance plus ou moins spirituelle (Chartreuse, Bénédictine....) saints peut-être, mais nullement sains ; on sait que chez nous le nombre des alcooliques ivrognes est insignifiant comparé à celui des alcooliques « honnêtes », ceux qui s'alcoolisent avant et après les repas, en visites reçues ou rendues.

Quand je dis que, parmi les Abyssins, il n'y a pas d'alcooliques, je veux dire par là qu'il n'y a pas de ces intoxiqués qui présentent les signes nets de ce mal : pituite matutinale, rêves professionnels, tremblements, brusqueries, etc. Il faut cependant faire une exception pour *l'arékisme*.

Le talla et surtout le tedje fortement fermentés et distillés dans des alambics primitifs par les indigènes ou mieux par des Européens, donnent *l'areki*, le *raki* des Orientaux, sorte d'eau-de-vie à teneur alcoolique très élevée. Avec des manipulations dont ils ont le secret, les distillateurs fabriquent sur place la plupart des liqueurs européennes qui offrent les tentations des essences et des aromes en plus de celles de l'alcool déjà si tentant pour ces primitifs.

L' « arékisme » pousse de vigoureuses racines, telle une mauvaise herbe, dans la population indigène, et fera, alcoolisme abyssin, de terribles ravages dans ce peuple vierge, si bon et si sain. On sait que les jugements et plaidoieries se réduisent, chez les Abyssins, à des paris : est coupable celui qui recule ; or, un pari original qui commence à être de mode est le *termous aréki*, « la bouteille d'areki » !

Il y a, en 1910, dans la capitale éthiopienne, une douzaine de débits d'alcools ; il est bien probable qu'il y en aura 100 d'ici un quart de siècle seulement ! Qui avertir du danger ? Du moment que vous voulez leur bien, les Abyssins vous en voudront et votre voix risque fort de rester *vox clamantis in deserto.* Il ne faut parler que quand on a quelque chance d'être écouté ! C'est ici un peu comme en Europe ; on a l'air d'un radoteur quand on parle des méfaits de l'alcool que les indigènes avouent cependant eux-mêmes : « l'alcool brûle le cœur ! » disent-ils. Déjà que de cas de cirrhose atrophique que je ne puis attribuer qu'à l'eau-de-vie, puisqu'en scrutant les antécédents de ces malades, je trouvais qu'ils en étaient buveurs ! Ces pauvres malheureux s'aperçoivent, mais un peu tard, que cette boisson n'est nullement une *eau-de-vie,* mais bien de *mort,* et de mort affreuse, lente, pleine d'angoisses et de regrets inutiles. Combien qui me disent : « Il fallait que vous veniez parmi nous, il y a 20 ans ; maintenant c'est trop tard, la boisson a passé dans nos mœurs ! » Il semble qu'on boit maintenant plus d'eau-de-vie et moins des autres boissons ; les indigènes m'affirment qu'ils sont « dégénérés par rapport à leurs pères qui engloutissaient une jarre de bière et d'hydromel par jour ! » Il vaudrait mieux pour leurs descendants qu'ils en fassent autant et qu'ils ne touchent pas aux liqueurs fabriquées dans le pays ou venant du dehors. Ce serait si simple de couper court au mal naissant ; mais !.....

Les naturels ne désirent dans la boisson nullement une énergie dont ils n'ont que faire, cette force factice que recherchent, très persuadés, nos ouvriers des grandes villes ; puisque l'alcool diminue la force au lieu de l'augmenter, comme il est facile de le constater non seulement par des instruments d'expérimentation, mais aussi en observant les ouvriers buveurs et les sobres. Ils n'y recherchent pas non plus l'excitation cérébrale, mais une sorte d'oubli de la vie, l'abrutissement et le sommeil. Le penchant de ces peuples pour les boissonsfortes, provient, en grande partie, je crois, de cette perversion de goût nommée *malacia,* qu'il est facile de constater dans leur cuisine de piment, de fiel et mille ingrédients qui en relèvent le goût. — Pour ce qui est de « rendre fort », il est bon que ces braves gens sachent que la force muscu-

laire est fournie à bien meilleur compte et sans aucun
préjudice pour la santé, par le sucre et le beurre ou la
graisse : un litre de vin qui coûte ici un thaler (2 fr. 50) ne
fournit que 600 calories ; ces mêmes 600 calories sont
fournies par 130 grammes de sucre dont le kilog ne coûte
qu'un demi-thaler ou au plus trois quarts de thalers ; ou par
60 grammes de beurre dont trois ou quatre kilogs reviennent à un thaler ; ou autant de gras de bœuf ou de mouton
dont on peut avoir trois fois plus pour le même prix. Mais,
encore une fois, *qui a bu boira !* Ne donnons point de conseils inacceptables…

La rareté de l'artério-sclérose parmi les indigènes provient surtout de l'absence des affections de diathèse arthritique : goutte, rhumatisme, uricémie ; du saturnisme et
du tabagisme ; surmenage physique et intellectuel. Il faut
ajouter à ces raisons leur vie au grand air, leur alimentation saine qui exclut toutes salaisons, marinades, conserves, gibiers faisandés, champignons, ce « gibier végétal » qu'ils estiment aliment de pauvres bougres, pâtres,
paysans, caravaniers ; et ces mille poisons par lesquels
nous nous ingénions à l'envi à racourcir notre vie. Ce peuple heureux connaît encore moins les autres intoxications
auxquelles nous astreint notre vie de citadins : plomb,
arsenic, métaux divers des ustensiles de cuisine, couleurs
artificielles des gâteaux et bonbons, des chaussures et des
chaussettes ; ils ne mangent point de conserves de
légumes verdis au sulfate de cuivre ! Ils ne connaissent les
purines ni dans leur vocabulaire ni dans leurs cassolettes ;
ces cassolettes elles-mêmes sont en terre recuite : heureux
peuple qui ne connaît pas les « casseroles » ni leurs
traitreux empoisonnements !….. ; sans compter les soirées,
la politique et la lecture obligatoire des journaux ! Pour ce
qui est du saturnisme, qui inquiète nos hygiénistes, les
Abyssins logent le plomb plus volontiers dans le ventre
de l'ennemi que dans le leur. Le peu de cas d'artério-sclérose qu'on constate doit être rapporté à la syphilis et à la
consommation de viande crue, dont ils absorbent certes
beaucoup à la fois, mais, à vrai dire, pas autant au total

qu'on serait tenté de croire : ce peuple a une religion toute faite pour lui, qui lui impose 192 jours de jeûné dans l'année ; et ces jeûnes sont très strictement observés : l'ordre du médecin de ne boire, par exemple, que du lait, n'est pas capable de les faire changer de conduite.
— Il reste donc la syphilis : Or, la disproportion entre la fréquence du mal vénérien et de l'artério-sclérose est telle qu'il faut en rabattre, à mon sens, un peu de l'opinion qui classe la syphilis parmi les causes génératrices de cette maladie du siècle. — Les Abyssins mangent, disons-nous, passablement de viande crue ; mais cette viande est le plus souvent toute fraîche, voire chaude, et ces boulimies ne leur procurent guère que des embarras gastriques, surtout après les abstinences et jeûnes ecclésiastiques. Je sais bien qu'on immole parfois des animaux qui sont sur le point de mourir, afin que quelques gouttes de sang sortent des veines, et pour ne point transgresser la loi mosaïque ; mais ces cas sont très rares et relèvent de pauvreté ou d'avarice.

Pour nous résumer, nous dirons qu'il y a des artério-scléreux parmi les Abyssins, mais des alcooliques, aucun. Il est vrai que ces deux maladies n'ont plus les rapports de parenté, de cause à effet, qu'on leur avait attribués ; l'Académie a décidé que l'artério-sclérose n'est plus le fait de l'alcool ; un événement politique, ou plutôt économique, les troubles du Midi, aura contribué à ce revirement soudain : un décret de la science est venu fort à propos ratifier les vœux des viticulteurs portés à la Chambre. L'exemple de l'Abyssinie vient confirmer cette manière de voir, en nous montrant que l'hydromel et la bière n'engendrent pas l'artério-sclérose. *Pendant une pratique de trois ans, il ne m'est pas arrivé de prescrire une seule fois l'iodure de potassium autrement qu'à haute dose.* J'ai rencontré bien des radiales dures, mais bien peu de lésions fonctionnelles d'un organe important.

Inutile d'ajouter que les médecins indigènes ne connaissent rien à ce mal, et pour eux quiconque en est atteint

est un vieilli prématuré. N'est-il pas vrai qu'on a l'âge de
ses artères ? et l'artério-sclérose n'est-elle pas la rouille de
la vie ? Tous ceux que j'ai connus auraient préféré mourir
que de se soumettre à un régime d'où le *brondo* palpitant
et le divin nectar étaient exclus : « Le lait, c'est bon pour
les nourrissons ! » a-t-on l'air de vous dire ; vivre peu et
gaiement est la meilleure devise.

**

XVIII. Tabagisme. — Si l'*arékisme* prend des propor-
tions démesurées et menace d'abâtarder la belle race mon-
tagnarde du plateau éthiopien, le tabagisme n'en est
encore qu'à ses débuts, du moins parmi les vrais Abyssins.
Ce sont les Gallas, les Gouragués, les Ouallamas qui fu-
ment le plus. Ils ont une sorte de narguileh portatif composé d'une calebasse de petite dimension servant de réser-
voir d'eau, au bout d'un tuyau ; long de plus de 50 centimètres c'est le *gaïa* du Galla, le *metatcha* de l'Abyssin ;
la fumée barbote dans l'eau pour y abandonner une partie
des principes nuisibles tout en conservant tout son arome.
L'instrument se porte à la ceinture à la manière d'un poignard.

Il y a de vieux Gallas qui ne le quittent pas de toute la
journée ; malgré cela, même chez ces fumeurs invétérés,
le cancer de la bouche est rare. — Comme chez nous le
fumeur abhorre son vice ; il dit que « c'est pour le diable »
qu'il fume. J'ai demandé à beaucoup ce qu'ils recher-
chaient dans le fumer : les uns y trouvent un passe-temps,
les autres le moyen de « faire venir les idées », d'autres
pensent y « noyer les chagrins » ; la plupart ne savent que
répondre et accusent le démon de leur mettre en tête de
fumer.

Beaucoup ont la malpropre habitude de chiquer ; ils ont
un tabac en poudre qu'ils humectent d'eau et sèchent en
boules dont ils mettent gros comme une noisette, mêlé
en partie égale de cendre entre la lèvre inférieure et les
dents, au niveau de la canine. Pour ce faire, le chiqueur

mélange dans le creux de sa main la poudre de tabac et la cendre et glisse le tout adroitement dans la bouche. Il reste ainsi béatement des heures durant, la lèvre inférieure bombée comme par une bille. Il ne mâchonne jamais le poison. Il fait cela trois ou quatre fois par jour, surtout quand il est en route, et ne regrette qu'une chose, c'est que ses belles dents en soient tachées. On prise aussi mais moins souvent. Le priser est spécial aux personnes de distinction. Généralement quand le mari fume, chique ou prise, il est imité par sa femme ; le même narguileh sert aux deux, à tour de rôle. L'Abyssin chique et prise plus qu'il ne fume à l'inverse des tribus soumises.

On sait que quand le tabac fut introduit dans le pays, les Nègus sévirent avec la dernière rigueur ; un décret de 1642, de l'Empereur Fassiladas, fils et successeur du grand Sousnyos, prohiba l'usage du tabac en Ethiopie. Si l'on songe que « l'herbe à la Reine » fit son apparition en Europe sous Catherine de Médicis, il faut admirer la rapidité avec laquelle elle se propagea dans tout l'Orient ; il est probable que les Portugais ne sont pas étrangers à l'introduction de l'usage de fumer en Ethiopie ; de fait ils étaient tout-puissants sous l'Empereur Sousnyos ; tandis que son fils devait identifier la haine du tabac et celle du Portugais. — Théodoros II faisait couper le nez aux priseurs, imitant en cela Michel Ferodowich ; aux chiqueurs, la langue, et aux fumeurs, les lèvres. Ménélik n'a pas été moins sévère ; il l'interdit dans ses Etats, comme aussi l'absinthe en 1900 ; il eut à cette occasion une récompense de la « Société contre l'abus du tabac ». Actuellement que l'Etat a fait volte-face, pensant, comme Marie de Médecis, qu'il « doit profiter des vices de ses sujets pour s'enrichir », il en a pris le monopole, le confiant aux Indiens et récemment à un Russe. On sait qu'en Europe non plus on n'avait pas été très tendre envers ceux qui usaient du tabac : sous Catherine de Médicis, en France, « l'herbe à Nicol » se prenait comme antimigraineux et s'achetait chez l'apothicaire ; les papes excommuniaient les prêtres qui se rendaient coupables de cette peccadille ;

à Constantinople on se cachait dans les tombeaux pour fumer, de crainte des iradés du sultan ; ici, il y a une trentaine d'années encore, le clergé faisait accroire (léger anachronisme et ignorance excusable de l'origine américaine de ce poison : le petum fut apporté de Cuba pour la première fois par les matelots de Christophe Colomb, en 1498) que le tabac avait germé sur la tombe de l'hérétique Arius que les Eutychéens, partisans de la divinité et de l'unique nature divine du Christ, ont en sainte horreur. Ce préjugé existe encore.

Si le progrès consiste à se créer de nouveaux besoins, si l'homme dépasse les animaux par le triste privilège de se donner des sensations factices et de s'empoisonner, il est incontestable que nous sommes en marche vers une civilisation supérieure et une humanité meilleure. Je connais cependant bien des gens qui n'aspirent pas si haut, surtout parmi les Abyssins qui, dans leur sagesse primitive et leur robuste bon sens, estiment avec raison que du tabac et du fumeur, le plus fumé n'est pas celui qu'on pense. Le tabac a eu le sort du café dont on donnait, chez les Egyptiens, des pilules aux soldats au signal de la bataille. Rochet (d'Héricourt) rapporte que les Abyssins ne fumaient, ni ne buvaient de café, sous le règne de Sehla-Sellassé (1840). Il est bien certain que dans un quart de siècle les Abyssins seront aussi fumeurs qu'aujourd'hui buveurs de café. Actuellement, nous sommes encore loin des pays dont Alexandre Dumas a dit : « La Trinité de l'alcool, du tabac et de la morphine aura vite raison des sociétés rachetées par celle du Père, du Fils et du Saint-Esprit. » L'Abyssin fumeur est en somme une rareté, ce qui tient autant à sa répugnance native contre ce qui est nouveau, qu'à sa sagesse ; ce que Balzac nommait « le remède de cette maladie de civilisation qui s'appelle l'ennui », l'Abyssin en trouve un adéquat à sa civilisation à lui, dans son tedje et son talla *guecholés*. Il m'est d'avis que le *guécho* lui tient lieu de la nicotine qui endort « l'ennui de vivre ». Souhaitons-lui que sa « guéchomanie » lui évite longtemps notre dypsomanie, morphinomanie et Cie. On concédera qu'une coutume aussi invétérée n'a pu s'établir sans une raison profonde, et vouloir déraciner du pays le guécho ou le berbéri, serait presque un crime de lèse-humanité, pour le moins une légèreté inexcusable. Dans tous les pays, l'homme aime à s'abrutir : les Chinois par l'opium, les Indiens, les Perses et d'autres Orientaux par le haschische, les Polynésiens par une boisson enivrante tirée d'une pipéracée dite kava ; les Européens par les alcools frelatés et les essences, etc..... Les Abyssins emploient l'inoffensif guécho, d'autant plus inoffensif que ses effets se dissipent du soir au lendemain, que son usage ne cause pas de troubles artériels et nerveux transmissibles à la descendance ; qu'il a même, à mon avis, certaines propriétés auxquelles j'attribue, en partie, la bénignité de l'avarie parmi les naturels, propriétés qu'on peut rapprocher de celles de la fameuse salsepareille (voir art. III. Syphilis). Je me réserve de démontrer ce fait plus tard.

*
*

XIX. Lèpre (en abyssin *lemts*). — Nous en parlons à propos de la léproserie de Harar (*Impressions d'Ethiopie*, chap. II) ; nous y disons que le nombre des lépreux, en Éthiopie, est de plusieurs milliers ; sous toute réserve de statistique, mon avis est qu'il y a, en moyenne, 1 ou 2 lépreux par 1.000 habitants ; ce qui ferait monter leur nombre total à 20.000 si l'on suppose à l'Ethiopie 10 millions d'habitants. — Les Abyssins sérieux que j'ai interrogés là-dessus m'ont affirmé qu'il y en a de 5 à 10 p. 1.000 ; beaucoup cachent leur maladie ou se cachent de honte. — Cette maladie est là pour apporter sa preuve de vérité au tableau qui peint le peuple éthiopien comme un peuple antique resté intact jusqu'à nos jours, au milieu des bouleversements et des remaniements qui ont transformé les peuples dont celui-ci se réclame comme civilisation et descendance (Israélites, Egyptiens, Arabes).

C'est une des maladies que je me proposais le plus d'étudier, si les circonstances me l'avaient permis. Les

Abyssins l'attribuent à mille et une causes aussi fantaisistes les unes que les autres : gifle du diable, violation du contrat conjugal au clair de lune, entrée dans le sanctuaire réservé aux seuls lévites. Un fait d'observation populaire des Abyssins est que la lèpre n'est pas contagieuse : on évite de boire dans la corne où un syphilitique a porté les lèvres, mais on ne prend aucune précaution avec un lépreux ; on dit communément : « Un lépreux est fils ou mieux petit-fils et arrière petit-fils de lépreux », comme nous admettons que le goutteux est fils de goutteux. On admet cependant de rares cas de contagion. On me cite un ou deux cas d'Européens contagionnés, entre autres celui d'un Italien de Harar.

Les remèdes utilisés correspondent aux théories ; ils sont aussi nombreux qu'inefficaces. L'un deux est le *chikoko gommène*, arbuste à grandes feuilles glauques et gaufrées, à branches rares et écartées. Dans une certaine classe de la société, on a quelquefois recours à une pratique barbare héritée des païens : ou s'asperge du sang d'un innocent de quelques jours ! On raconte que Constantin le Grand avait ce mal et qu'il se traita de la sorte. — On recommande aussi une pommade digne de sorciers, faite de beurre rance et de la poudre d'un crapaud de grosse espèce carbonisé ; pendant l'usage de cette pommade on doit s'abstenir de rapports sexuels.

Les lépreux sont traités ici avec beaucoup d'égards ; ils jouissent, avec les criminels et les moines, du droit de quêter (on sait que dans ce pays où règne la loi mosaïque du talion, un assassin est livré aux parents du tué, et ceux-ci ont le droit de le faire mourir exactement de la même façon dont mourut la victime ; ou bien on est amené à composition : l'assassin payera « le prix du sang » qui est aux environs de 80 ou 100 thalers ; chargé de chaînes, il s'en va mendier pour recueillir la somme convenue. Les uns et les autres sont rarement rebutés par le naturel à l'âme charitable et au cœur généreux, qui donne, donne toujours, n'importe quoi, une piastre, ou une cartouche du fusil Gras, une feuille de choux, une poignée de pois-chiches ou d'orge, une étoupe de coton !...

On n'a jamais rien tenté ici pour circonscrire le mal ; cependant qu'en Europe, il fut ardemment combattu par la fondation de léproseries extrêmement nombreuses. Le résultat de ces mesures énergiques fut que la lèpre disparut presque complètement de la chrétienté et que les foyers sont bien rares, actuellement, où ce mal règne à l'état endémique.

Il existe bien, à Harar, une « Léproserie Saint-Lazare », tenue avec un dévouement admirable par des religieux capucins et des Franciscaines, mais elle est loin de suffire aux besoins même de la seule localité ; 25 lépreux et autant de lépreuses y sont nourris, logés, soignés *pro Deo.* Le bon Père capucin peut dire en toute conscience : *Feci quod potui, facient meliora potentes !...*

Si le gouvernement voulait y mettre de la bonne volonté, on déracinerait, au bout d'un petit nombre de générations, la lèpre du pays : parquer tous les lépreux en des villages exclusivement à eux réservés, pour les empêcher de vagabonder par tout le pays et semer leur mal en recueillant les aumônes, serait le moyen le plus radical. La maladie disparaîtrait par l'extinction des malades.

**

XX. Rage. — Le fameux « remède impérial » contre la rage que les Abyssins se vantent de posséder et dont le Palais détient le monopole, d'ailleurs gratuit, qu'on dit être si efficace, est, à mon avis, une pure illusion qu'on peut s'expliquer ainsi : ce remède est souverain, il guérit toujours, pour la bonne raison qu'il est administré à des hommes ou à des chiens non inoculés de la rage. Pas plus tard que la semaine passée, un homme se présente pour un malaise vague qu'il attribue à un chien enragé qui n'a fait que le « toucher du museau, il y a 40 jours », malaise que j'ai attribué à une grippe à convalescence traînante ; voilà un « enragé » que le remède abyssin aurait infailliblement guéri d'une maladie jugée incurable jusqu'aux retentissantes découvertes du grand Pasteur. Dans le même ordre d'idée, je citerai cet arbre dont les indigènes sucent la racine pour se préserver des piqûres de serpents venimeux, tel que le céraste qui abonde dans les bois. Les Abyssins et leurs vétérinaires voient sans sourciller ce terrible mal dans toute maladie d'allure inquiétante chez le chien. D'autre part, j'ai vu le cas de deux Européens dont l'un a même fait inutilement le voyage du Caire, contre mon gré, pour se faire traiter à l'Institut Pasteur, et dont l'autre fut parfaitement rassuré par cette simple boutade : « N'ayez crainte, mon brave, ce ne sont pas les morsures des enragés à quatre pattes qui sont les plus envenimées, mais bien celles des enragés à deux... » Il comprit parfaitement l'immonde bipède auquel je faisais allusion et s'en alla souriant d'approbation, et guéri. — En d'autres termes, je ne crois pas à la fréquence de la rage en ce pays où les chiens sont de même race que ceux de Constantinople qui, comme l'on sait, présentent rarement cet état morbide. Le Dr Parissis est également de cet avis. M. Chefueux, qui est en Ethiopie depuis bientôt 30 ans, nous déclarait qu'il n'a jamais vu un homme mourir avec le complexus symptomatique, toujours facilement reconnaissable, de la rage. Cependant M. Pellerin, le sympathique Directeur de l'Institut vétérinaire d'Adis-Abéba, m'assurait avoir vu un cas typique de rage chez un chien, sans confirmation microscopique ou de laboratoire.

Quoi qu'il en soit, voici des remèdes bien indigènes : mettre quelques poils du chien enragé sur la morsure ; c'est infaillible ; — écraser, gros comme la main, des racines d'une plante dite *amerra* et d'une autre dite *ouahi*, délayer dans du talla et boire ; ce qui mieux est, ce médicament immunise contre la rage dans la suite : voilà Pasteur et ses Instituts laissés bien en arrière ! — Une troisième plante dont le nom m'échappe, ce qui importe peu, n'est-ce pas ? découper de son bois de la longueur d'une coudée, un empau et quatre travers de doigts (ce sont les mesures usitées en ce pays) ; couchez votre malade par terre et l'en fustigez vigoureusement : il deviendra enragé s'il ne l'est pas ; l'envie lui passera de se le dire, s'il l'est !..... surtout si vous lui donnez, après, à boire une émulsion de poudre de ce même bois dans une tasse d' « eau médicinale » dont l'innocuité n'émoussera pas les effets drastiques épouvantables de ce remède de sorcier. On voit que les Abyssins confondent la rage avec certaines autres maladies qui ressortissent à l'administration de quelques graines d'ellébore. — Une quatrième mixture non moins infaillible est la poudre de l'*assereb* mêlée à celle du *manahié*, le tout étendu de poudre de pattes d'écrevisses. délayé et bouilli dans l'hydromel : une cuillerée à soupe tous les matins pendant un septenaire. — Un cinquième remède est le simple dénommé *aït-djoro* (oreille de souris) avec le *meder-imbouaï*; manger de la racine de chaque, gros comme le pouce ; diète de pain levé ; ne point traverser une rivière qui coule toute l'année, car une telle rivière loge des démons et ces démons empêcheraient l'efficacité du médicament ; ces deux simples doivent faire sortir de l'urètre de petits vers blancs qui sont supposés des petits de chien ; car on croit que la morsure de chien enragé donne naissance dans le corps à des caniches. Ajoutons que les indigènes atteints de la rage aboient comme des canins. Enfin, le roi des remèdes de la rage, l'*ahaïa*, qu'on tient au Palais à la disposition gratuite des enragés; le Palais y voit un acte d'humanité élémentaire. Vous n'auriez jamais cru que le *salix alba*, le vulgaire saule de nos terres humides, eût pareille vertu : on triture l'écorce et on la donne à boire en macération. On guérit tout aussi bien son crédule client en le fustigeant avec un rameau d'osier, c'est, je crois, le cas de le dire :

> Prenez le remède, cela ne vous fera rien ;
> Mais ne le prenez pas, cela vous fera du bien !

à moins que vous ne préfériez faire un tour au Caire. comme trois ou quatre Européens par an !...

*
* *

XXI. Maladies du groupe arthritique et divers. —
Nous avons déjà dit que l'arthritisme, ce triste apanage
des races qui marchent à la tête de la civilisation, ne se
rencontre guère, chez les peuplades éthiopiennes, très
intelligentes mais fort peu intellectuelles, se nourrissant
de végétaux et de chairs fraîches, ne buvant que du miel
ou de l'orge fermentés, ne connaissant presque pas les excès
génitaux. Cette diathèse ne peut guère exister ici, si tant,
il est vraiqu' « elle a pour père Bacchus, Vénus pour
mère, et la bonne chère pour nourrice ». — L'arthritisme
et plus spécialement sa plus cruelle manifestation, la
goutte, sévissent dans les pays froids et humides, ce qui
n'est pas le cas du plateau éthiopien qui est par excellence un pays sec, sinon pas précisément chaud.

Le vrai rhumatisme articulaire aigu est excessivement
rare ; je n'en ai vu que quelques cas ; — je n'ai pas encore
vu de goutteux ; — les migraines et névralgies sans causes
palpables ne se rencontrent pas ; — nous avons déjà mentionné l'asthme ; — l'obésité par contre est plus fréquente,
mais ne se voit guère que chez la femme claustrée dans le
but d'engraissement ; l'Abyssin haut et svelte, à large
envergure et aux reins solides, le montagnard taillé dans
le roc, aime une compagne petite et grasse ; pour lui point
de grâce sans graisse. — Il reste les diverses lithiases,
dont je n'ai pas eu occasion de voir d'exemples, mais qui
doivent exister puisqu'on en possède les remèdes. Ainsi,
contre les calculs urinaires, faites sécher la chair d'aigle,
réduisez-la en poudre, et prenez-en chaque matin une macération dans le tedje ; les pierres sont réduites ou expul-
sées, un jour ou l'autre ; ne désespérez pas, si vous avez
constaté un échec et recommencez assidûment.

Le rhumatisme, généralement le pseudo-rhumatisme
blennorrhagique, ainsi que les névralgies de même nature
ou *a frigore*, chez ce peuple qui n'a aucune précaution
contre le froid et l'humidité, et parmi ces névralgies, la
sciatique, se traitent par les eaux chaudes, les vaporisa-

tions au-dessus d'une cassolette ou d'une fossette où l'on ébouillante des simples ; l'air chaud au-dessus d'un brasier, les fumigations de plantes multiples, le massage, et, par-dessus tout, les pointes de feu. La plante la plus employée pour les fumigations est le *guizouha*.

Nous avons dit dans les Généralités que les Abyssins usent beaucoup de l'hydrothérapie soit aux Eaux-Saintes, soit aux eaux thermales ; voici un passage d'Hérodote (cité par le D' Parissis) qui prouve qu'ils en usaient tellement dans l'antiquité que c'est à cela qu'on attribuait la longévité d'une de leurs tribus, les *Macrobiens* : « Il y avait en Éthiopie une source avec l'eau de laquelle les hommes baignant leur corps devenaient crasseux, comme s'ils s'étaient enduits d'huile ; elle exhalait une odeur ressemblant à celle de la violette. Et si ce que l'on dit sur cette eau est vrai, des Éthiopiens jouissaient d'une longue vie, puisque toujours ils employaient cette eau. » — « Peut-être, ajoute l'auteur d'*Ethiopica*, s'agissait-il d'une source de naphte. » Ce pouvait être également des sources ferrugineuses, car celles-ci sont fréquentes, tandis qu'il n'y a guère de sources de naphte, à moins qu'elles ne soient taries ; c'est peut-être aussi une façon imagée de parler du *beurre*?

C'est à propos d'un des rares vrais arthritiques que j'ai pu voir un type parfait de ces malades qui aiment leur mal, de ces gens qu'on comparerait volontiers aux crasseux qui aiment à croupir dans leur crasse, ou aux gueux qui préfèrent la misère la plus abjecte au généreux effort qui pourrait améliorer leur sort. C'est un personnage des plus considérables, Ministre de... qui m'appelle pour un rhumatisme dont il souffre horriblement et qui le rend impotent plusieurs fois par an, depuis une vingtaine d'années. Je lui promis de l'améliorer sensiblement et peut-être même de le guérir s'il veut bien se laisser examiner complètement et soigner avec méthode. «*Dieu seul est mon remède !* » me répartit-il sèchement. Je me levai et le quittai non moins sèchement, à tel point que je me serais formalisé si j'avais été à sa place. J'ai dû, pour ne pas lui garder rancune, me rappeler les habitudes fatalistes de ce peuple abyssin. Tel ce philosophe de Rhodes, mon Ministre se raidissait dans son imperturbable stoïcisme, et semblait dire : « O goutte, tourmente-moi tant que tu voudras, tu ne me contraindras jamais à avouer que la douleur soit un mal ! » *Sustine et obstine* semble être une devise abyssine...

Les hémorrhoïdes se rencontrent dans la classe aristocratique. Je n'ai constaté de varices de jambes qu'une seule fois, chez un jeune prêtre ou étudiant du Psautier (*Daouët*). Ceci a lieu d'étonner, car les Abyssins font souvent des marches quotidiennes de 40, 50 et même 60 kilomètres ; on en voit faire 80 kilomètres plusieurs jours de suite. Ce qui prouve bien que la marche ou la station debout ont peu d'influence dans le développement de cette affection et que la qualité de l'étoffe veineuse doit être prise davantage en considération ; ce qui nous ramène à la question de l'artério-sclérose et phlébo-sclérose.

L'anémie est fréquente chez les pauvres dont l'alimentation est réduite aux céréales et au berbéri ; mais le grand air et le repos physique et intellectuel qui sont la vie entière de l'indigène, corrigent facilement ce désavantage ; une autre variété d'anémie est la paludique, dont les indigènes se remettent très vite avec un peu de quinine et d'arsenic. Bien rares sont les anémies essentielles et les anémies d'évolution qui atteignent les jeunes gens chez nous. Si l'adage antique est vrai : « *sanguis moderator nervorum* » cela nous rend compte de la fréquence incomparablement moindre que chez nous des névroses et des psychoses. Disons ici que le tonique est le médicament que l'Abyssin prise le plus et vous demande souvent. Inutile de parler d'anémie saturnine, oxycarbonée ou au sulfure de carbone.

Le rhume de cerveau plus ou moins compliqué d'angine et de bronchite se nomme *gounfâne* ; dans la classe aristocratique, c'est le camphre en boîte qui est flairé comme remède.

Le rude habitant du plateau, aguerri contre le froid et

toutes les misères, n'est guère exposé à souffrir des intempéries du climat ; il connaît peu les angines, les rhumes du cerveau, tous ces refroidissements auxquels nos délicatesses nous rendent si sensibles. Pour les Abyssins, le rhume du cerveau provient de la poussière, des odeurs et plus encore d'une « petite pluie » : quand il pleut beaucoup on a froid dans tout le corps ; mais quand il pleut très peu, c'est au nez qu'on est pris. Ils ne savent pas plus le traiter que notre médecine, qui n'a rien fait pour le rhume du cerveau que de l'appeler coryza, comme on a dit plaisamment. Je n'ai jamais vu de végétations adénoïdes.

On trouve assez fréquemment des angines pultacées et pseudo-membraneuses, avec gingivite et stomatite gangréneuses. — Le muguet se rencontre aussi chez l'enfant. — J'ai soigné et amélioré par l'iodure de potassium un cas de mycose disséminée (sporotricose ou actinomycose) ; le départ du sujet pour son pays m'empêcha de déterminer exactement le mal et de le guérir.

Vous pouvez voir beaucoup d'appendicites qu'il est difficile de soigner dans un pays où la glace manque, et où les gens ne veulent pas se laisser opérer, faute de chirurgiens capables.

Les maladies congénitales du cœur sont excessivement rares ; les affections cardiaques ou rénales combinées sont, par contre, courantes. Vous rencontrez aussi souvent des albuminuries légères qui ne gênent en rien leurs porteurs, généralement des personnes de 50 ans et au-dessus ; faut-il les attribuer à l'altitude, à la marche les pieds constamment nus, et au régime carné, ou même aux excès de berbéri ? Je pense plutôt aux pseudo-albuminuries justiciables au réactif citrique. — Le diabète se rencontre aussi ; il est assez souvent d'origine syphilitique. Les Abyssins n'ont aucune idée du sucre dans l'urine.

Beaucoup d'Abyssins ont un subictère normal des conjonctives, qu'on peut classer parmi les « cholémies familiales simples » de Gilbert ; on doit l'attribuer au mélange, à la race sémite dont est issu l'Abyssin, de la race nigritique dont sont les esclaves Chankallas chez qui la pig-

mentation des conjonctives n'est qu'une modalité de la pigmentation cutanée. Le vrai ictère catarrhal, lithiasique ou
autre (cancer, tuberculose, syphilis) se nomme dans le
pays « maladie de l'oiseau »; cet oiseau étant la vulgaire
chauve-souris, innocente bête ailée à laquelle les indigènes
attribuent une renommée de vampire ; la chauve-souris
communique l'ictère en tournoyant au crépuscule autour
du sujet. Les remèdes en sont variés, on le comprend,
puisqu'il y a des ictères bénins et des ictères symptoma-
tiques et essentiels mortels.

Les indigènes connaissent parfaitement le *lathyrisme* ;
ils mettent sur le compte d'une variété de pois ou de pois-
chiches certains troubles de paraplégie spasmodique dont
on me dit exister beaucoup dans certaines provinces très
pauvres, et qui séviraient surtout au moment des disettes
qui réduisent ces populations à manger cette légumineuse
toxique. Ce genre de pois se nomme *goïa* en abyssin ; ce
n'est autre que le *Lathyrus-Cicer sativus* ou gesses. Les
naturels disent qu'on n'en devient malade que si on les
mange crus avec du lait ; d'après eux les enfants à la
mamelle qui en consomment deviennent paraplégiques
dans la seconde enfance ; les gesses cuites seraient inoffen-
sives; c'est même ainsi qu'on les donne à manger aux bes-
tiaux. — On consomme beaucoup à Adis-Abéba, surtout
parmi les classes pauvres, d'une légumineuse dite *chimbera* qui est identique à nos pois-chiches ou n'en diffèrent
qu'autant que les bœufs zébus diffèrent de nos bovidés.
Le *chimbera* n'est pas du tout le *lathyrus-cicer*, comme
l'avancent certains auteurs; on n'observe jamais d'accidents même chez les travailleurs pauvres (les Gouragnés)
qui en font leur nourriture exclusive, les croquant même
tout crus, aussi longtemps qu'ils séjournent loin de leur
foyer, dans la capitale, pour raison de travail. Le *chimbera*
est plutôt le *cicer arietinum*.

Le scorbut de l'adulte, ou celui de l'enfant (maladie de
Barlow) sont inexistants en ce pays, par suite de l'alimentation naturelle des indigènes : Heureux peuple qui ne
connaît pas encore le lait dit « stérilisé » ! Heureux peuple

qui ne connaît non plus aucune sorte de conserves à l'acide
arsénieux !!

Le rachitisme est étonnamment rare chez les Abyssins
où les hérédo-syphilitiques sont légions ; la fameuse
proposition : « tout enfant de syphilitique devient rachi-
tique » trouve ici une contradiction pour le moins apparente
étant donné la bénignité de l'avarie chez les indigènes,
sur laquelle nous avons insisté. La coïncidence de troubles
gastro-entériques semble nécessaire pour renforcer l'effet
de la tare parentale qui augmente la vulnérabilité à ce fléau
des populations de nos grandes villes.

Il y a bien des ascites de cirrhose atrophique du foie
dus aux excès en eau-de-vie (*aréki*), surtout chez les buveurs
d'eau-de-vie fabriquée sur place avec l'alcool à brûler (!) ;
cependant on ne peut pas en comparer la fréquence à celle
de nos pays ; il n'y a que 2 ou 3 cas sur 1.000 malades.
Toute hydropisie, d'origine cardiaque, hépatique, rénale,
cancéreuse, tuberculeuse ou autre, se traite par le même
moyen suivant : laisser macérer 50 grammes d'une racine
dite *Its-Israël* dans 3 litres d'hydromel et prendre 2 ou
3 cuillerées à soupe tous les matins ; on emploie également des sucs ou latex à propriétés drastiques ou diurétiques ; ce qui n'est que logique ; on voit disparaître de
cette sorte les infiltrations aqueuses des tissus ou du
péritoine, d'autant plus que pendant la cure on prive le
sujet de sel (régime de déchloruration).

La spléno-mégalie ou grosse-rate, est presque toujours
d'origine paludique ; le remède en est le *meder-imbouaï* :
on fait macérer environ 500 grammes de racine dans
10 litres de tedje : 2 cuillerées à soupe par jour ; on
recherche surtout la diurèse et l'activité des fonctions
intestinales. Comme nous le disons ailleurs, le *meder
imbouaï* est une cucurbitacée rampante très voisine de
notre *concombre sauvage* connu sous le nom scientifique
d'*Ecballium elaterium* dont le principe, l'élatérine, est un
drastique plus violent que la coloquinte, et, pour cette
raison, inusité.

Il y a une maladie appelée mal d'*Amora* (*Amora*,

oiseau de proie, terme générique comprenant aussi bien le marabout que le vautour), donnée par un rapace qui a tournoyé au-dessus d'un homme; et qui consiste en une faiblesse et un amaigrissement progressifs. Cette maladie, dont on n'a pas pu me montrer d'exemple typique, est traitée comme suit : une vieille sorcière s'en va le long des ruisseaux ramasser une herbe rare et dont elle garde le secret; la veille, le malade doit boire l'eau fraîche de source et non de rivière, en dehors du logis et non dans la demeure, si l'on tient à éviter des effets désastreux ; on se tient au soleil et vers midi on se lave la tête et tout le corps avec une macération de cette plante ; on appelle un vieux, le plus décati du quartier, pour le faire regarder dans l'eau de lavage ; il y doit voir les ailes, le bec, la queue ou les plumes de l'oiseau malfaiteur. Le malade, qui a l'esprit tendu et regarde très attentivement le vieux, guérit comme par enchantement dès que celui-ci déclare apercevoir une de ces parties de l'*amora* ; dans le cas contraire, son état s'empire. On voit d'ici la nature hystérique ou psychique de cette maladie. Sa cure peut être citée comme un modèle de thérapeutique par suggestion dont nous avons mentionné quelques autres pratiques dans les Généralités. — Contre les douleurs de côté on donne une macération de tounjoute, petit arbuste à feuilles glauques.

L'impuissance est produite surtout par le *bouda* « le mauvais œil » des gens de certaines professions; elle s'appelle en abyssin « yédekama » (fatigue) et se traite par la mixture savante et efficace suivante : une pincée des graines d'une plante dite *herat* (*acacia ethbaïca*) autant du *gui zouha* ; fruits de l'*imbouaïa* ; les exprimer ensemble et mélanger avec du *talla* ; laisser le tout macérer dans un endroit qui ne risque pas d'être ombré par un homme ou une femme qui auraient eu des relations charnelles cette nuit (nous avons déjà mentionné la terreur qu'inspire cet ombre macabre) ; on boit de cette mixture, et on prend ensuite force bière de deuxième qualité; le but visé est des vomissements abondants et le lavage d'estomac : il faut qu'on vomisse jusqu'au sang ! — On fera bien, avant d'arriver à cette extrémité, d'essayer le remède bénin que voici : s'il s'agit d'un homme on lui donne à manger de la viande d'une variété minuscule d'antilope dite *midakoua* qui abonde dans le bassin de l'aouache ; s'il s'agit d'une femme, il faut lui servir la chair de la femelle du même gibier. — Ces remèdes et d'autres s'emploient couramment dans des cas spéciaux, *ad erripiendam virginitatem* ; ces cas se présentent très fréquemment, paraît-il, chez ce peuple, pour plusieurs raisons, dont une est l'extrême jeunesse des mariées. Nous le disons au chapitre des *institutions civiles*, on marie souvent des fillettes de 10 à 12 ans.

On m'a signalé quelque cas de fièvre recurrente, surtout à l'intérieur.

En trois ans, je n'ai vu que trois cas d'éléphantiasis dont la nature filarienne (*F. Bancrofti*) n'était rien moins qu'évidente. Il ne m'a pas été non plus donné de voir en Abyssinie le ver de Médine qui serait plus fréquent dans les régions égytiennes. Bruce, dans son voyage, parle du *ver des Pharaons (Voyage en Nubie et en Abyssinie)*.

Le *pied de Madura* doit être également bien rare ; je n'en ai point rencontré dans une pratique de trois ans, quoique les indigènes marchent toujours pieds nus parmi les cent et quelques espèces de mimosas et d'acacias qui hérissent le pays.

Je m'arrête ici sur la médecine indigène, ne voulant point ravir aux savants du pays leur profonde science pour en instruire la Faculté, comme se l'imaginaient ceux qui m'ont donné si minutieusement et avec autant de persuasion que de jalousie, les détails ci-dessus, pour lesquels, d'ailleurs, je leur exprime ici toute ma reconnaissance. Je me permets cependant de relater, au sujet de la médecine abyssine l'irrévérencieuse boutade de Voltaire au sujet de la médecine européenne de son temps : « La médecine consiste à mettre des drogues qu'on ne connaît pas dans des corps que l'on connaît encore moins. »

Un dernier mot cependant sur les maladies nerveuses,

ce qui me fournira l'occasion de citer un cas particulier qui importe à l'Histoire ; c'est le droit de tout médecin.

.*.

XXII. Maladies nerveuses et mentales. — Elles sont aussi rares en Ethiopie que fréquentes en Europe ; inutile d'insister sur les raisons qui se réduisent à la rareté des intoxications (tuberculose, arthritisme, alcoolisme, surmenage etc...) La neurasthénie est quasi inconnue ici. L'hystérie est beaucoup plus fréquente surtout chez la femme, mais avec des symptômes si réduits qu'on a parfaitement raison de dire que c'est le médecin qui les crée chez ses clientes par suggestion au cours de l'interrogatoire et de l'examen clinique. Le terrain se prête d'ailleurs mal au développement et à la contagion de cette névrose, la placidité, le calme, la contention, et une sorte de fatalisme étant le fond du caractère abyssin, surtout du Choan, et plus encore du Galla. Je n'insiste pas sur les autres raisons, longuement développées dans les « Impressions d'Ethiopie » à propos de l'étude de la vie matérielle et morale de ce peuple. Contre les crises nerveuses les remèdes sont innombrables ; mentionnons seulement la chair du corbeau.

Je n'ai rencontré que quelques cas d'épilepsie et encore soupçonnais-je le plus souvent une cause spécifique héréditaire. Le « morbus sacer » n'est pas aussi sacré en Ethiopie qu'à Rome : on l'appelle « maladie du diable », ce qui en indique, dans l'esprit du peuple, aussi bien l'étiologie que le traitement sacerdotal à suivre : exorcismes, aspersions d'eau bénite, récitations du psautier, pèlerinages aux lieux saints... Je n'ai pas rencontré non plus d'incontinence d'urine, qui est rare en tant que tare nerveuse ; la circoncision des deux sexes contribue aussi à en diminuer la fréquence en supprimant toute cause d'irritation par phimosis ou adhérences clitoridiennes.

Les psychoses sont cent fois plus rares que dans nos

pays ; la plus commune est la manie simple ; on voit de ces pauvres maniaques errer à travers la ville ou la campagne ou élire domicile parmi les tombeaux. Les indigènes ont pour eux une pitié religieuse, car c'est Dieu qui est censé leur avoir ravi l'intelligence, « la tête ».

Les possessions diaboliques sont ici très fréquentes ; ce sont, comme on pense bien, plus souvent des cas de petite ou de grande hystérie, que des psychoses. Les moyens employés, des interpellations, les conversations entre de guérisseur et le diable qui dit son nom (*Bidessa, Doumesso, Aboulèche...*), les vociférations (*On me tue! on me tue!... Que me voulez-vous ?......*), les cris et les pleurs rappellent à un degré frappant les récits évangéliques. Tant il est vrai que le peuple éthiopien est l'image vivante du peuple juif du temps du Christ.

Sans parler des moyens de suggestion, le remède employé est une mixture jaune d'aspect laiteux, renfermant sept substances secrètes, d'odeur forte où j'ai cru démêler celle de la moutarde et du musc. On en imbibe un tampon de coton qu'on introduit dans les narines. J'ai vu une de ces crises traitée de cette façon et guérir, chez une petite Ghaukalla, esclave négresse d'un Abyssin musulman.

Les maladies nerveuses comptent parmi les méfaits du *bouda*, homme qui jouit du pouvoir mystérieux de faire du mal à ses semblables sans même les toucher, bouda qu'on traduit d'ordinaire par « mauvais œil »; tout comme chez nous on les attribuait aux maléfices de sorcières. Je cite le récit suivant (pareil spectacle ne nous étant pas donné à la Cour policée de Ménélik) tiré d'un ouvrage intitulé *Deux ans de séjour en Abyssinie,* par un certain Dimotéos, un ecclésiastique qui paraît parfaitement persuadé du bien fondé de l'explication indigène : « Un de ces furibonds de boudas ayant demandé un jour quelque objet d'une femme qui n'était pas de sa race, celle-ci refusa de le lui donner; alors le bouda s'irrita contre elle, et comme elle n'était pas, à ce moment, dans un endroit solitaire, il se contenta de lui sucer le sang pendant son absence. La femme devint ainsi magnétisée et, dès cette nuit même, quand elle entendit les hurlements du bouda (on suppose que les boudas se transforment en hyènes), elle se mit aussitôt à imiter ses cris, et s'élança hors de sa demeure pour rejoindre son magnétiseur ; mais ceux qui étaient dans la maison s'étant saisis d'elle, ils lui administrèrent la drogue curative sur le champ ; celle-ci commença dès lors à avoir des visions extra-lucides (c'était probablement du stramoine qu'on administra, car c'est un des remèdes du « mauvais œil ») et nomma l'homme qui l'avait magnétisée, ainsi que l'endroit où il se trouvait, faisant tout cela d'une manière machinale, et sans avoir repris ses sens. A ce moment, on lui demanda aussi ce qu'elle aimait de mieux : « La plaie de l'âne ! » répondit-elle frénétique (elle est censée dire précisément ce qui fait les délices de son hypnotiseur). Sur le champ on amena près d'elle un âne criblé de plaies et d'ulcères qu'elle suça avidement et en grognant comme une bête fauve. Quelques instants après elle se trouva guérie de son mal… »

Il est clair que cette femme était une hystérique qu'a suggestionnée le prétendu bouda, et qui a réalisé en elle les préjugés populaires qu'elle connaissait déjà. Quant au bouda, il fut saisi et mis à mort sans autre forme de procès. — Je ne veux pas m'étendre sur la question du « bouda », la traitant ailleurs plus en détail, qu'il me suffise de dire qu'il est capable de s'introduire de nuit dans des maisons, et de sucer, véritable vampire, le sang des habitants……

Je n'ai pas vu un seul cas de sclérose en plaques, de syringomyélie, de myopathies, de paralysie agitante, de polynévrites, maladie de Little ; rare est le goître exophtalmique, quoique le goître simple soit fréquent comme nous le dirons au chapitre suivant. En trois ans je n'ai rencontré ici qu'un seul cas de sclérose latérale amyotrophique. — Je soigne actuellement, dans ma Policlinique, un jeune homme qui porte des chaînes au bras gauche ; une striction trop violente de quelques minutes au-dessus du coude a produit une paralysie de l'avant-bras droit ;

son maître, effrayé de ce résultat de l'enchaînement, me presse de le guérir ; que n'ai-je les effluves électriques à ma disposition, car j'ai affaire à un hystérique ; à leur défaut, l'alcoolat de Fioravanti produit déjà un effet sur ces esprits suggestionables.

Les hémiplégies par hémorragie cérébrale sont fréquentes chez de vieux Abyssins de la classe aristocratique dont voici un type achevé :

C'est un homme de 66 ans de la plus haute société abyssine ; d'une activité surprenante jusqu'à ces dernières années, il avait eu, il y a une cinquantaine d'années, la petite vérole bientôt suivie de la grande : nous l'avons déjà dit, tout Abyssin doit passer par là. Adonné depuis son âge adulte à tous les excès dont se vante l'homme « bien » en ce pays, grand mangeur de viande crue, grand ami de la dive bouteille d'où s'écoulait à la régalade, non seulement l'hydromel et la bière indigène, mais aussi les boissons européennes parmi lesquelles le généreux vin mousseux ; à tous les travaux corporels ou intellectuels, qu'ils fussent du jour ou de la nuit, grand sportmen à la mode éthiopienne, constamment ballotté entre les émotions de l'alcôve, celles de la chasse, des camps, de la diplomatie ou des intrigues intérieures, il avait gardé en son corps les empreintes ineffaçables de tant de causes morbides, comme en son âme cette expérience des affaires et de la vie que seuls possèdent ceux qui ne doivent qu'à eux-mêmes leur brillante fortune. Aussi, le clinicien n'était-il pas surpris de trouver en lui un gros cœur atteint de myocardite chronique avec ses battements « en dôme », son arythmie, etc. ;

— un pouls tantôt serré, fréquent (80, 90 pulsations et au-dessus, à la minute), tantôt ample et lent (50 et même 42 pulsations à la minute) et toujours hypertendu et inégal ;

— les reins gros l'un d'eux, celui qui se trouve sous le foie, ectopié, mobile, très volumineux et douloureux ; laissant passer en des débâcles polyuriques une quantité d'albumine variant entre 25 centigrammes et 2 grammes et plus par litre ; *c'est une albumine non-rétractile* ; —

œdème généralisé quoique léger, surtout marqué au tronc

et à la face, ce qui ajoutait quelque chose à son faciès déjà si léonin ; des crises nettes, quoique espacées, de dyspnée toxi-alimentaire ; — foie volumineux, débordant d'un ou deux doigts les fausses côtes ; rate perceptible ; — ventre flasque ; — système digestif fonctionnant médiocrement bien ; — des poumons, enfin, pleins de râles sous-crépitants fins, surtout aux bases ; fréquents, sébilants aux sommets, avec une gêne constante au larynx, une toux, et des crachats muco-purulents ; avec cela, lassitude habituelle, paresse mentale ; — légère dureté d'oreilles et diminution de la vision... Je passe sous silence bien d'autres symptômes. — « Mangez de tout, buvez de tout ! » lui avait dit un médecin d'aventures, quand à ce cas clinique si classique il fallait ce que j'ose appeler *le régime Huchard* des intoxiqués et des cardio-rénaux à forme vasculaire: régime lacto-végétarien, interrompu de temps à autre par le régime sec ou le régime lacté absolu avec 1 litre et demi de ce bon lait de vaches zébues du plateau ; ou même par le régime hydrique absolu, à l'eau d'*Evian*. C'était, comme dit Huchard à ces sortes de malades, le cas de « se soumettre ou de se démettre. » Si l'auguste malade avait voulu se déplacer en Europe, je l'aurais dirigé vers l'une de nos admirables stations, tout spécialement Royat, Vittel, ou mieux encore Evian dont les eaux réalisent si bien la *cure de déchloruration*, agissant plus par ce qu'elles emportent que par ce qu'elles apportent, l'eau d'Evian étant « la grande lessiveuse de l'appareil rénal » et par suite du cœur et des artères.

Le régime de déshydratation, tour à tour de réduction et de diurèse, sec et abondamment liquide ; le massage général et surtout abdominal pour activer la déplétion du système-porte ; les grands bains tièdes prolongés ; les frictions sèches et la flanelle, pour activer les fonctions cutanées dans le but de soulager les reins ; le repos mental et physique « cette digitale du cœur », interrompu par de petites promenades en voiture en ces jours chauds et printaniers que l'Eden éthiopien offre huit mois par an aux valétudinaires ; des saignées locales et beaucoup d'autres petits moyens étaient d'utiles adjuvants au traitement dont le fond restait le régime. Comme médicaments, rien ou peu de choses : des vasodilatateurs appropriés (par exemple l'iodure de sodium ou autre composé iodé mieux toléré par les organismes, qui se refusent aux composés potassiques) ; des laxatifs pour entretenir la liberté du ventre et obvier à la coprostase intoxicante ; des toni-cardiaques et diurétiques, telle l'excellente santhéose, pure, caféinée ou glycérophosphatée : strychnine, spartéine, digitale aux moments opportuns, etc. Mais, encore une fois, la médication pharmaceutique ne devait passer qu'au dernier plan ! Eh bien, au lieu de ce traitement si simple, si rationnel, si hygiémique, on ne fut pas plus intelligent que ce paysan à qui un gamin aurait mis le feu aux meules de foin : au lieu d'éteindre d'abord l'incendie, il s'était mis à la poursuite du gosse pour le punir ; quand il revint, il trouva tout consumé. La syphilis est ce malin enfant : ce n'est pas elle qu'il fallait poursuivre par le mercure, mais il fallait avant tout réparer les dégâts qu'elle avait causés pendant plus de 45 ans ; on donna l'hydrargyre comme pour augmenter l'hypertension, cause des hémorragies cérébrales antérieures, et mener à l'aphasie ! O le fléau des médecins politiciens !.. Ces faux confrères et mauvais Français ont, de plein gré, confondu, chez le pauvre malade, l'hémiplégie de l'hémorragie cérébrale due à l'hypertension par lésions artérielles et rénales, avec l'hémiplégie syphilitique des jeunes de la deuxième période.

CHAPITRE VIII

La chirurgie en Abyssinie

Comme chez nous avant les découvertes, dont elle a bénéficié plus que la médecine, la chirurgie est fort inférieure à celle-ci, en Éthiopie. On entend partout dire que la chirurgie a fait beaucoup de progrès et que la médecine n'en a fait aucun. C'est mal juger les choses : la première était fort arriérée et il a suffi de la découverte du chloroforme et de l'antisepsie listérienne (Lister, d'Edimbourg, appliquant les travaux de Pasteur), pour qu'elle osât ce qu'elle n'aurait jamais tenté. La médecine, au contraire, était déjà fort avancée à l'avènement de l'ère pasteurienne dont elle n'eut à apprendre que des théories et la cause première des maladies. Il en est exactement de même en Abyssinie, contrée laissée intacte par tous les progrès politiques, sociaux ou scientifiques, figée dans l'état où elle était il y a 2 ou 3.000 ans, sans autre modification qu'une christianisation superficielle.

Les Abyssins connaissent énormément de remèdes, comme nous venons de le voir, mais ils ne savent intervenir dans un accouchement, percer un abcès ! Ils considèrent comme un sacrilège toute aide portée à la nature parturiente. Il a dû s'opérer une sélection naturelle dans leurs pratiques obstétricales, qui les a conduits à l'abstention de toute intervention, et au laisser-faire à la nature consciente de ses voies, à la nature médicatrice qui sait éliminer de l'existence la mère avec le produit, quand l'une ou l'autre sont cause d'une dystocie irrémédiable, ou justiciable seulement d'un art trop savant. De là à déclarer la femme enceinte sacrée, sacrilège toute intervention même à terme pour sauver le produit, il n'y avait qu'un pas qui devait être franchi non bien loin des origines de l'humanité. L'Ethiopie en est encore à ce point et y resterait indéfiniment si l'Occident ne lui tendait une main secourable pour la tirer de cette ornière d'ignorance où elle croupit depuis des siècles. C'est à la patrie de Pasteur, de Baudelocque et de Tarnier que revient ce rôle.

Le peu d'opérations que tentent les chirurgiens Gallas, ils les tentent grâce à la nature du pays, immense campagne exposée aux rayons bactéricides d'un soleil ardent. dont les rayons dardent perpendiculairement dans une atmosphère raréfiée et pure de nuages et de vapeurs d'eau. Malgré cet immense avantage, on devine le nombre de contaminations qui a dû leur arriver pour jeter le discrédit sur leur art aventureux. Je dis *art*, car on verra plus loin avec quelle habileté ils opèrent. Dans le plus grand nombre de cas, ils se fient, comme les accoucheurs, et avec juste raison, à la *natura medicatrix* qui organise la plus intelligente défense dans les places les plus infestées. L'industrie étant aussi nulle que chez n'importe quel peuple du monde, ces opérateurs sont, de plus, fort mal armés en instruments : tout leur arsenal chirurgical se résume en un rasoir le plus souvent ébréché, des clous ou autres pointes, des pinces, des couteaux de cuisine, etc.

Pour se faire une idée de la rapidité avec laquelle se fait la cicatrisation des plaies sous le soleil éthiopien, il suffit de voir se cicatriser en quelques jours les terribles sillons que laisse la courbache ou *djirafe* en peau d'hippopotame appliquée par des spécialistes aux voleurs et autres petits criminels ; en ce pays, le fouet, l'épaisse lanière d'une peau renommée pour sa solidité, remplace avantageusement le *chat à neuf queues* dont le rôle moralisateur est à l'ordre du jour chez nous ; la djirafe est le grand facteur de l'ordre en Ethiopie : tout apache abyssin ou galla qui en a ressenti le cuisant effet ne récidive pas facilement pour offrir de rechef son dos aux 50 coups qui sont le taux normal.

Le Galla, occupe toute la moitié méridionale de ce vaste empire, s'est fait spécialiste en interventions. Il est plus qu'un rebouteur; c'est souvent un chirurgien habile tandis que l'Abyssin est devenu spécialiste, en maladies internes ou plutôt en médicaments. Cela tient aux caractères respectifs de ces deux races : le Galla, penseur froid, esprit positif, plein de calme et de réflexion, et par ailleurs fort peu sensible et peu émotif, était tout destiné aux travaux qui demandent du sang-froid et de l'insensibilité telle qu'on a coutume, à tort du reste, de reprocher aux chirurgiens; — l'Abyssin, par contre, plus vif et pétillant, beau parleur, au verbe suggestif, esprit spéculatif et idéaliste, porté à la métaphysique, à la magie et à la croyance aux forces invisibles, était tout fait pour manier avec les médicaments et les vertus des simples, le moral de ses clients, et faire accroire la guérison même en cas d'échec évident. L'Abyssin trouve une vertu, ou mieux la crée de toute pièce, dans la goutte d'huile qu'il instille avec assurance dans le nez de l'hystérique, et dans le verre d'eau matinal du prochain ruisseau ; pendant que le Galla ne voit dans l'une qu'une goutte réfringente et dans l'autre une boisson rafraîchissante. Nous faisons, dans un chapitre consacré à l'ethnologie, un parallèle complet entre les qualités si opposées de ces deux races voisines qui se mêlent sans se mélanger depuis près de 400 ans. Pour ce qui est des études, on peut prédire que l'Abyssin se spécialisera dans les sciences spéculatives pures, les sciences par déduction ; et le Galla dans celles qui se bâtissent par l'induction et l'observation, la science moderne par excellence.

Quant à la chirurgie européenne, elle a perdu toute estime aux yeux des indigènes, car il n'est point venu depuis les Russes, de regrettée mémoire, de chirurgien digne de ce nom...

*
* *

La toilette du champ opératoire consiste en lavage à l'eau propre non bouillie, à l'aide d'une plume de poule,

comme si on badigeonnait. Voilà une pratique d'antisepsie en germe : la main se tient déjà à respectueuse distance du champ opératoire ; une main infectée du pansement d'une plaie ne va pas en contaminer une autre.
Quant aux mains elles-mêmes, elles sont lavées..... après
l'opération, du sang et du pus, à la mode de nos devanciers. — D'anesthésie locale ou générale, pas trace, comme
nous le disons dans les Généralités. — Comme pansement
on emploie des pommades variées au beurre, ou plus
couramment du beurre rance de plusieurs années ; dans
les cas d'urgence, les feuilles les plus grandes et les plus
caustiques qu'on peut trouver à sa portée. Il ne nous
arrive pas un blessé qui ne soit ainsi empaqueté d'herbes ;
ce sont généralement des feuilles de ricin, très communes
ici, de tabac, de choux-palmiers de figuiers sauvages et
de sycomore. A tout prendre, il vaut mieux encore cela
que rien, et surtout que les chiffons. Les plaies guérissent
d'ailleurs avec une rapidité surprenante, ce qui tient à ce
que la virulence des germes n'est point exaltée par les
agglomérations humaines.

A peine déchargent-ils les mulets, au bout de leur
voyage, que les caravaniers n'ont rien de plus pressé
que de ligoter ces animaux, les coucher sur le flanc et cauté-
riser au fer rouge, auprès du foyer de bouse de vache et
de bois, les plaies qui couvrent leur dos endolori. Du
garrot à la croupe, ce n'est, en effet, qu'une plaie grâce
aux selles mal adaptées qui frottent sur la peau en tous
les sens, malgré qu'on serre les courroies autour de leur
ventre avec une force à faire saillir les chairs en épais
bourrelets et leur couper la respiration. Les indigènes
croient indispensable de leur infliger cette torture du feu
pour éviter les sphacèles et la gangrène du dos, d'autant
plus que les mouches y déposent des germes infectieux. Il
serait si simple de laver journellement ces plaies avec
de l'eau seulement bouillie et de les recouvrir de linges
également bouillis, si l'on ne peut se procurer une solution antiseptique. D'ailleurs, les mulets savent eux-mêmes
parfaitement leur remède : ils se roulent dans la pous-

sière et s'ébrouent ensuite, ce qui couvre les surfaces dénudées d'une couche de poudre inerte qui assèche et les met à l'abri des mouches, sans risque d'infections, car cette poussière a longtemps subi l'action bactéricide du soleil. Dans certaines tribus, on croit mieux faire en les pansant à la..... bouse de vache ! ou bien on vernit les plaies de goudron, spécialement chez les chameaux. Ce dernier système a surtout pour avantage d'éviter à ces bonnes bêtes la piqûre d'une variété de mouche qui vient déposer ses œufs dans le derme des animaux ; les larves qui éclosent quelques semaines après transforment leur corps en une plaie puante qui tue même la victime dans le marasme. Les Gallas, toujours plus sensés, comprennent d'instinct les besoins de nature : chaque fois qu'ils passent une rivière, ils dessellent leur monture, et, la tenant par la bride, la voie avec plaisir se vautrer dans le sable propre du rivage.

Si je cite ces cas de médecine vétérinaire, c'est pour en revenir à l'homme ; en effet, toutes ces méthodes sont usitées, non seulement par les tribus sauvages, mais même par les Abyssins : on met sur les plaies de la vase, du fumier, de la poudre de tabac, de la cendre de bois ou d'étoffes, de la poudre d'os de poulet, enfin on cautérise comme nous l'avons déjà dit. Eh bien, il n'y a jamais ni tétanos, ni gangrène gazeuse. Disons tout de suite ici, que je n'ai pas vu un seul cas de tétanos en Éthiopie. En guise de sparadrap médicamenteux, on utilise des feuilles de ricin ou de choux-palmiers chargées de ces mêmes déchets, sans jamais avoir d'aggravation mortelle des plaies.

Les rebouteurs Gallas savent faire admirablement la réduction des fractures et des luxations : le patient est ligoté à un arbre ou à un piquet et on tire sur le membre sans méthode comme sans insuccès. J'ai assisté plusieurs fois à ces séances ; ils n'y vont pas de main morte ; ils s'étonnent seulement que les malades crient. Je ne vous souhaite pas d'avoir besoin de leur ministère. Tel Galla s'est acquis une telle réputation que le Négus a recours à lui, de préférence au « Tillik Hakime » dans les cas difficiles d'accidents de ses soldats ; il le récompense de plusieurs façons de ses services signalés : il ne paie pas d'impôts, s'assied à la table des officiers supérieurs et reçoit un *Kâmis* (chemise de soie) qui remplace, chez les Abyssins, les clinquants d'émaux, d'or et d'argent si recherchés par les Européens, et que les indigènes dédaignent pour eux-mêmes, les suspendant au cou de leurs mulets : on sait en effet que les mulets, montures de luxe en ce pays, portent un collier en métaux vulgaires pour le public, en argent pour ceux qui peuvent se le payer, et en or pour les membres de la famille impériale, l'Abonna, chef religieux suprême, et les Ras et Dedjaz qui ont mérité cette faveur).

J'ai pu apprécier à plusieurs reprises les résultats des interventions indigènes : tel le cas du regretté frère du Ras Oualdé-Ghiorghis, le Dedjaz Lamma, opéré pour un ectropion de la paupière inférieure : réussite si parfaite que je n'ai à première vue qu'il y ait eu jamais intervention. Le malheureux fut opéré ensuite de l'autre œil, ordre du Négus auquel tout Abyssin doit se soumettre, par un chirurgien étranger « qui est très grand opérateur mais manque de chance », comme disent les malins Ethiopiens ; il en fut quitte pour une rechute, et son malheureux sort voulait que ce même « Frandji » le « soignât dans sa dernière maladie », pour ne pas employer l'expression triviale des indigènes. Le pauvre homme, qui occupait une grande situation à la Cour, avait dû se soumettre au bistouri du « Tillik Hakime » sur l'ordre exprès de Sa Majesté ; il ne put non plus se dérober aux visites léthifères du même Hakime pour la simple gastralgie qui l'emporta... La peste n'aurait pas été plus néfaste à l'Ethiopie que la venue de ce charlatan !

Les mêmes Gallas soignent admirablement les autres affections chirurgicales des yeux. Les oculistes Gallas savent, paraît-il (je ne puis attester la chose, n'ayant jamais vu, mais lu dans un auteur allemand) opérer la cataracte par une ouverture à la cornée et l'extraction de la « pierre » par des pressions latérales ; pansement aux sucs d'herbes et séjour d'un mois à l'abri du soleil. La chose ne m'étonnerait pas de ces opérateurs imperturbables, mais, si elle est vraie, elle est en tout cas rare. « Sans être égaux aux dieux » ou « valoir beaucoup plus que plusieurs autres hommes » selon les paroles d'Hippocrate, ces praticiens indigènes savent obvier à tous les besoins de leurs compatriotes. Je crois que si Pitaorari Abakora avait été libre de choisir entre un Galla et le *Tillik Hakine*, il n'aurait pas hésité entre le talent et le charlatan et il serait vivant !

Pour enlever une balle de fusil on met à profit les appétits carnivores d'une mouche *sarcophage* dite *ouagimbit* qu'on maintient sur la plaie et qui, mangeant les chairs suivant le trajet, sans guère causer de douleurs, conduit en quatre ou cinq jours sur le corps du délit qu'on extrait à ciel ouvert avec des pinces grossières et des pointes fines. Un autre moyen moins ingénieux consiste à laisser, à faire même suppurer pour élargir le champ et mettre la balle à découvert. Inutile d'ajouter que ce ne sont pas les Gallas qui ont recours à ces détours peu dignes de leur talent opératoire.

Dans les batailles on arrête les hémorragies par un pansement aux excréments frais de chien (!) et un bandage serré ; comme si celui-ci ne suffisait pas là où on croit efficaces les premiers, tant l'Abyssin est imbu de l'idée de « forces secrètes » ! Ce n'est pas le Galla, positif et sceptique, comme nous le disons au chapitre des religions, qui se laisserait aller à ces moyens de sorcellerie. — Un autre hémostatique héroïque et efficace est l'huile bouillante, employée surtout dans les amputations des mains et des pieds prononcées par le tribunal de « la Bouche du Négus », contre les voleurs récidivistes ; dans les mêmes circonstances, on ébouillante tout aussi bien dans l'eau bouillante et l'eau chaude du Fil-Ouha, le moignon que l'amputé présente froidement à ces soins pour le moins aussi inquisitoires que la peine elle-même. Rappelons à ce propos que le code abyssin, le *Fetha-Neguist*, « sentence des Négus », qui aurait été composé par une réunion d'évêques de l'Eglise d'Orient, au IVᵉ siècle, porte cette peine contre les voleurs récidivants : « La hache frappera la main qui a servi à voler, le pied qui a couru pour porter au loin l'objet du larcin ! » — La cicatrisation se fait ici avec une étonnante rapidité comme on le constate journellement pour les plaies non soignées et exposées à l'air et au soleil.

Semelle inusable, mais par contre vulnérable, la plante des pieds est si souvent hérissée d'épines et lacérée d'arêtes de rocher pendant les chasses, les expéditions ou les voyages d'affaires, que chacun porte sur soi, suspendu au cou avec le *mateb*, cordon signe du chrétien, et parmi des amulettes, les colifichets d'ambre ou d'argent, et à côté du cure-oreilles, un petit couteau, une pince ou une pointe dans un étui de maroquin, pour soigner ces plaies, retirer l'épine ou l'écharde de bois. A noter que ces épines ou ces échardes de bois doivent être immédiatement brûlés, sinon le membre enfle dans la suite, par lymphangite consécutive à la piqûre septique. J'en ai vu qui se désolaient quand je jetais une écharde enlevée avec peine ; ils la cherchaient pour la brûler et, de la cendre, panser la plaie.

Dans les cas graves chirurgicaux aussi bien que médicaux, le Galla s'adresse à des idoles en terre cuite. On sait que le Galla n'a pas de temples pour son culte (voir « Religions de l'Ethiopie », chapitre VIII des *Impressions*) : son Dieu est la nature entière ; il honore spécialement des arbres et les sources ; le ciel (*Ouakka*) est à la fois son Dieu et son Temple ! Eh bien, quand il devient malade, il s'adresse à des statuettes d'homme ou de femme, et plus souvent à des têtes détachées du tronc et fort grossièrement travaillées ; le *Kalitcha* ou prêtre, ce « prêtre-médecin » dont nous parlons dans les Généralités, en a toujours quelques-unes dans le coin le plus retiré, le plus obscur, et par suite le plus sacré de sa hutte, qui se change pour la circonstance en un « Temple d'Esculape » ; on y transporte le malade ; on oint de beurre les fétiches, on entoure la tête d'un bandeau rouge, et on prie en fai-

sant la ronde autour, criant, dansant, se prosternant.
« Et le malade guérit », terminait le naturel de qui je
tiens ces détails.

*
* *

Nous avons dit dans les Généralités que les Abyssins ne
connaissent aucune sorte de régime ou de diète dans les
pyréxies ; or, aujourd'hui, ils nous tracassent à propos de
tout malade et même d'un traumatisme insignifiant,
pour savoir ce que le blessé ne doit pas manger ou boire.
Ceci est une des traces que laissera la médecine européenne comme nous avons vu en laisser la médecine
juive, égyptienne, grecque et arabe.

Voici la liste des principales affections chirurgicales où
les Hakimes indigènes obtiennent ou prétendent obtenir
des succès :

I. ABcÈs. — Chauds ou froids ils sont traités de la façon
suivante : on applique une pièce d'or (anneau, pépite,
médaille, chaîne...) sur le gonflement et on noue un
ruban par-dessus ; cela suffit, vous assure le Hakime. Si
le collection est au bras ou à la jambe, on fait deux ligatures avec un ruban de soie rouge, au-dessus et au-dessous
du siège du mal ; cela empêche le progrès du mal vers le
haut et vers le bas, disent-ils. Il y a enfin une pomm-
made au beurre triturée avec la pelure de racine du
Kabaretcho ; on peut aussi en étaler le suc sur la collection en massant et prononçant les paroles : *sab-seb* ;
sab-seb !... » ce qui veut dire : « collecte-toi, collecte-
toi !... » Ou bien encore on fait dessus des passes avec
une défense de sanglier ou de phacochère (genre de sanglier des lieux marécageux) en réitérant la même injonc-
tion. Toujours le même succès remarquable quoique
tardif.

Le plus incompréhensible est qu'on n'incise jamais un
abcès pour en évacuer le contenu une fois pour toutes,
quelque fluctuant et par conséquent quelque tentant qu'il

soit pour le bistouri. Ils agissent donc pour les abcès chauds, que nous évacuons d'un coup net, comme nous agissons pour les abcès froids. Il est vrai qu'ils ne savent pas faire la distinction de nature de ces deux variétés d'abcès. Tout au plus, font-ils des scarifications superficielles pour faire saigner un peu et décongestionner la tumeur encore «verdette ». — On se montre plus agressif en médecine vétérinaire : chez le mulet, l'abcès est incisé, énergiquement cautérisé au fer rouge et bourré, dans ses anfractuosités, de... kousso, cet éternel kousso réduit en poudre, entre deux pierres, sans le moindre soin de propreté. J'ai vu les mulets guérir ainsi en quelques jours ; il est vrai qu'ils auraient tout aussi bien guéri sans cela.

Nous avons déjà mentionné une méthode originale de pansement des plaies par les larmes de feu d'une chandelle de graisse épiploïque, allumée et tenue renversée pour dégoutter sur la région.

**

II. Inflammation des seins (mammites). — Pour les savants indigènes c'est une entité réelle qui se loge dans le sein pour en boire le lait qu'elle transforme en pus. Voilà la théorie. La thérapeutique en découle : faites une pâte de rate de bœuf avec les feuilles et les graines pulpées d'une semence comestible ; appliquez cette préparation culinaire, ce « plat » pourrait-on dire, sous forme de cataplasme : la maladie sort pour manger cette pâte et la malade guérit. On vous montrera autant de malades que vous désirez guéries de cette façon ; le remède a fait ses preuves. Au fond, il n'y a là dedans que la théorie qui pèche.

**

III. Saignement de nez (épistaxis). — On presse entre les doigts, pour en exprimer le suc, une boulette de feuilles d'une plante dont le nom m'échappe en ce moment. Ces gouttes, instillées dans le nez, arrêtent immédiatement le saignement. On a soin de mettre en même temps sur la tête une pâte fraîche de beurre et de fromage ; ce qui rappelle nos méthodes populaires de clef dans le dos, d'eau froide sur la figure qui agissent en produisant une vaso-constriction réflexe brusque dans les artérioles de la cloison qui saignent. Que de saignements arrêtés par le fromage et le beurre, et aussi sans eux ! On flaire dans le même but du crottin de bourricot, ou des sandales aux sueurs fétides.....

.˙.

IV. HÉMORRHOÏDES. — Le remède en est la graisse de chèvre, de préférence la graisse épiploïque ; on en fait une embrocation avec des piquants de porc-épic et du charbon pilés ; une plante dite *tena-Adem* (santé d'Adam, *ruta montana, rue*) séchée et réduite également en poudre, et enfin du miel. On étend cela sur les hémorrhoïdes procidentes. Toujours pour la même raison de bonne qualité de l'étoffe veineuse, la varicocèle est inconnue ici, quoique l'indigène débute assez tôt dans la vie sexuelle, qu'il soit toujours debout ou à cheval, faisant plusieurs heures de marche par jour, étant soldat dès 18 et même 15 ans, jusqu'à 55 et même 60 ans.

.˙.

V. DOULEURS DE COTÉ. — D'origine médicale (névralgie intercostale, pleurodynie...) ou chirurgicale (abcès, ostéite...), ces douleurs sont traitées avec une certaine broussaille dont les brindilles servent à faire un pinceau qu'on trempe dans le suc caustique de l'euphorbe-candélabre ; on fait des croix et des signes cabalistiques sur le point douloureux et la douleur disparaît soit immédiatement, soit quelques jours après. Parmi ces signes, il y a prédominance de « croix de Salomon » (deux triangles isocèles dont le sommet de l'un correspond à la base de l'autre : Il y a beaucoup d'autres dessins plus compliqués dont nous parlons à propos de la magie et des amulettes.

Si le mal n'a pas passé, c'est que quelque chose a manqué à ces dessins complexes. Il faut recommencer plus minutieusement.

**

VI. ÉCOULEMENTS D'OREILLES. — De même quand il est entré un insecte dans le conduit auditif externe, on utilise la macération de feuilles de figuier et d'une autre plante dite *tossigne* (*Sarieta montana*); on injecte le liquide dans l'oreille, avec un roseau ou un chalumeau, en poussant par la bouche, tel que nous l'avons vu pour l'urètre. Cette détestable méthode est cause que nous avons tant de suppurations graves à soigner, du conduit et de la caisse.

On brûle aussi du sel de nitre et on en conduit les vapeurs dans l'oreille avec un entonnoir et un chalumeau. Une autre méthode plus originale est de se faire pisser dans l'oreille malade chaque matin par un petit garçon. Cela me remémore le traitement par une vieille femme des suppurations d'yeux par l'urine de petite fille vierge ; et le traitement de l'orgelet, en Géorgie (Caucase), par l'attouchement avec le bout du prépuce d'un enfant de 2 ou 3 ans : tous les peuples sont unis ou unanimes dans les sottises en attendant qu'ils le soient dans les lumières de la science.

La cause des infections du conduit auditif externe réside dans la malpropreté des indigènes et plus encore peut-être dans le curage fréquent à l'aide d'un cure-oreilles métallique qui blesse par son tranchant; chacun porte suspendu à son cou, parmi les bibelots, les croix et les amulettes, un cure-oreilles en forme de minuscule écuelle en fer, en cuivre ou en argent. On ne connaît pas l'inoffensif cure-oreilles qui est l'*auriculaire* enduit de savon.

Je relève dans mes observations plus de cas de sclérose tympanique que je ne me serais attendu chez ce peuple si peu arthritique.

**

VII. ÉCROUELLES. — On utilise la racine d'une plante dite *Asserkouche* (*Cissus*), « je te lie » (en parlant à une femme), celle du *meder-imbouaï* et d'une troisième dite *bissanna* (*albizia anthelminlica*).

On coupe sept radicules de chacun de ces simples, on les pile avec du beurre et on étend cette pommade sur les ganglions suppurés. Ce même remède peut servir dans la « maladie de l'oiseau » (ictère) dont nous avons déjà parlé. Les écrouelles et les adénites du cou se traitent aussi avec les feuilles du *timbalal* (*jasmimum choense*).

On utilise également une pommade où entre la racine de *mac-maco*, sorte de polygonée qui sert également à aromatiser et conserver le beurre.

**

VIII. BRULURES. — On emploie les feuilles d'une plante dite *ye meder kosso*, « kousso de terre », petite plante rampante ; les feuilles de *l'atoutche*, et les lichens qui, en abyssin, se désignent « vêtements de pierres ».

Les trois sont brûlés et la cendre ainsi que le charbon sont mis en pommade avec un beurre « qui n'a jamais été en contact avec le feu ». On en enduit la surface brûlée une ou deux fois par jour. On recouvre le tout de feuilles de ricin, de figuier ou de chou-palmier.

**

IX. VERRUES. — Un proverbe dit que « quiconque a des verrues deviendra un jour riche » comme aussi ceux qui ont des poils sur le dos des pieds.

Ils sont nombreux ceux qu'attend la fortune, car les verrues sont fort répandues parmi les classes pauvres ; on peut dire que tous les esclaves en sont atteints. On en admet la contagiosité non par le sang ou les débris ensemencés, mais par l'air et l'eau ; on est évidemment bien loin de soupçonner le *bacterium pori*. Le traitement consiste en une pommade au beurre et à la cendre d'une plante dite « arc-de-femme » qui n'est autre que l'asperge sauvage (*asparagus acutifolia*). On devine pourquoi cette plante, à feuilles réduites en épines ou en flèches, a cette dénomination bizarre ; les Abyssins ne manquent pas de galanterie envers leurs chères moitiés ; n'existe-t-il pas un chardon dénommé *yè siet af* «bouche de femme » ; comme aussi un proverbe courant qui se traduit : « A femme et mulet, remède est le fouet » ? L' « Arc-de-femme » serait un remède infaillible contre les verrues ; je le crois sans peine : n'a-t-on pas guéri chez nous par la suggestion ces petites tumeurs papillomateuses ? Il y a également des euphorbiacées à suc caustique dont une goutte suffit à faire rétrocéder une verrue, à condition de gratter jusqu'au sang la néoformation avant d'appliquer le topique.

Les « verrues d'âne » qui sont, dans le langage de ces' primitifs, ces cancers cutanés ou cancroïdes dits « crasse des vieillards », se traitent de la même façon, avec évidemment un succès moins brillant, d'où le nom. Le remède spécifique en est le *kembo*

On est étonné en face de l'extrême rareté du cancer en Ethiopie, contrastant avec la fréquence du même mal chez nous. Une partie des raisons invoquées pour expliquer la rareté de la tuberculose s'applique évidemment au cancer. — Le cancer sarcomateux, le gros cancer, se nomme *nekersa*. Les Abyssins sont persuadés d'en posséder le remède infaillible, et l'un d'eux espère faire fortune en le révélant à l'Europe ; c'est une plante sur laquelle on garde le plus profond secret ; c'est plus spécialement une huile : il suffit d'en badigeonner assidûment le cancer ulcéré pour le faire disparaître. Si cela pouvait être vrai !..... Le *nekersa* désigne tout aussi bien les chéloïdes et les écrouelles que les cancers ulcérés. Je n'ai pu arriver à m'en faire montrer.

.˙.

X. ABCISION DE LA LUETTE. — Vous ne trouveriez pas beaucoup de naturels qui n'aient la luette excisée. Ils prétendent que cet organe gêne par sa chute sur la base de la langue ; ce qui arrive de fait quelquefois et produit une titillation désagréable pouvant même causer des spasmes et d'autres réflexes. Il y a sûrement une autre raison : croient-ils éviter les angines ? De fait, en cas d'angine, la luette s'enfle aussi et augmentant de longueur contribue à la gêne propre à ce mal. Mais l'abcision d'un organe qui n'est constitué que de muscles et d'une muqueuse sans formations folliculaires importantes, ne peut contribuer à l'atrophie des amygdales. On peut penser à une sorte de manie qui porte les Abyssins à supprimer tout ce qui dépasse et est jugé inutile ; on peut rapprocher cette opération inutile de la circoncision chez les deux sexes.

L'excision de la luette se fait au moyen d'un anneau de crin qui enlace l'organe et se tire dans un étui de roseau, on la pratique dans la première enfance, quelquefois les premiers jours de la vie. Pour arrêter l'hémorragie, on donne à boire une eau miellée chaude. Il est bien rare qu'on voie des accidents mortels, pas plus qu'avec la circoncision. Il faut admettre que l'eau miellée *chaude* est un excellent hémostatique.

Les chirurgiens savent aussi couper les amygdales hypertrophiées en se servant d'un simple couteau et d'une pièce de bois destinée à remédier aux écarts de la lame tranchante. Une autre méthode consiste dans l'érosion pure et simple de l'amygdale hypertrophiée par l'ongle de l'index qu'on laisse grandir à cet effet ; on gratte jusqu'à tout enlever. On donne encore un sirop de miel chaud pour arrêter le sang.

.˙.

XI. ART DENTAIRE. — On sait arracher les dents avec des daviers primitifs. — On a la curieuse habitude d'arracher très souvent aux enfants en bas âge, les canines, « dents de chien ». Après cette intervention si inutile on donne aux pauvres petits des drastiques violents. — On voit dans cette pratique le moyen d'augmenter les chances de bonheur en cette vie. On croit aussi qu'un ver se loge dans la canine et cause des inflammations maxillaires et sinusiennes. — Pour arrêter l'hémorragie de l'extraction on fait avaler du miel et on frictionne la gencive avec divers sucs de plantes.

Contre la « rage de dents » les indigènes mâchent les feuilles et les tiges d'un arbuste dit *tefia* (*Tephea œqui petala*, Apocynées) qui trompe la douleur s'il n'en est pas un curatif absolu. Ou bien encore on mâchonne les sommités fleuries d'un genre de camomille dit *tchi-gagot*.

A propos de dents, je dois mentionner comme très enracinée dans le peuple abyssin l'idée de l'origine dentaire de beaucoup de maux des enfants qui n'ont pas leurs 20 dents. Sans se lancer dans les théories de *troubles réflexes* ou de *locus minoris resistentiæ* du terrain, les naturels connaissent parfaitement cette origine de tant de malaises, dont le professeur Baumel s'est fait le défenseur en France ces dernières années. Quant aux traitements, en voici un que j'ai vu appliquer par un Ouollo-Galla de mes voisins à un enfant de 14 mois : on réduit en poudre après l'avoir calcinée, une de ces coquilles fossiles qui servent en Orient à faire des colliers, des bracelets ou à orner les paniers ; on en bat la poudre avec des jaunes d'œufs n° 2 ; on ajoute du jus de citron n° 3. Ce genre de crème avo-calcaire, appliquée sur la tête, jouit de la réputation de faire disparaître tous les malaises d'une dentition laborieuse. Ajoutons que la même crème appliquée au vertex « tire » les maux d'yeux au dehors. — Au reste, les indigènes ont généralement une dentition incomparable, malgré le manque de soins. A un âge avancé, Ménélik II est remarquable à ce point de vue, ce qu'une poésie populaire qu'on lui adressait au retour de la campagne d'Adoua n'a pas manqué de relever : « Salut à ses dents plus blanches que la grêle : leur qualité et leur perfection sont admirables ! »

        *
   * *

XII. Divers. — Le goître est très répandu dans les régions montagneuses du haut plateau ; il nous en vient beaucoup de Tegoulet, d'Ankober, du Djimema... On n'en sait pas l'origine dans le peuple, on l'attribue à l'eau, tout aussi bien qu'à la grêle dont on aurait mangé quelques grains. Comme traitement, les Gallas utilisent les morsures du porc-épic qui est très répandu dans le pays et répand ses piquants dans tous les communs. Ils en attrapent un vivant et se l'appliquent sur la tumeur pré-cervicale à la manière d'une sangsue. Avec ses dents acérées, cet animal fait des piqûres qui soutirent une grande quantité de sang et même une bonne partie du contenu colloïde de la néo-formation. — La teinture d'iode nous réussit assez bien.

Autant le goître simple est fréquent, autant le goître exophtalmique est rare. On ne soupçonne pas plus la glande thyroïde que le thymus, l'hypophyse ou l'ovaire ; encore moins les traitements opothérapiques de l'insuffisance de ces glandes.

Nous pourrions mentionner beaucoup d'autres affections chirurgicales, mais elles ne présentent aucun intérêt, vu qu'on ne les opère pas et que les théories manquent aussi à leur sujet.

Nous parlons ailleurs de la furonculose ; je n'ai point vu les furoncles dégénérer en anthrax ; ajoutons que la pustule maligne, pas plus que l'œdème malin, ne sont relevés dans mes observations ; je n'ai point entendu dire non plus que l'infection charbonneuse sévisse sur le bétail. A cela rien d'étonnant : les spores de la bactéridie charbonneuse qui persistent 25 ans à couvert du soleil et de l'air, doivent mourir en quelques heures sous les rayons perpendiculaires du soleil tropical à ces altitudes de vents et d'ensoleillement.

Il en est probablement de même du vibrion septique et de la gangrène gazeuse, ainsi que des associations an aérobies dans les plaies fétides. Le soleil relègue tout cela dans les pays brumeux. Les loupes ou kystes sébacés sont courantes à cause de la malpropreté et de l'usage du beurre comme cosmétique. On peut voir quelques cas de polypes muqueux. Je n'ai pas rencontré de coxalgie et de mal de Pott ; un seul cas d'ostéomyélite en trois ans !

CHAPITRE IX

L'Obstétrique en Abyssinie

Il est incontestable que les Abyssins, à l'inverse des Gallas, n'ont pas énormément d'enfants. Il s'agit d'établir ce fait par des statistiques et d'en rechercher les raisons intimes.

Il y en a en Ethiopie, Gallas et Abyssins pris globalement (et ne mettant en ligne de compte que les familles ayant des enfants), 5 enfants par famille. Si l'on prend les Abyssins à part, on obtient 4 enfants ; si l'on prend les Gallas à part, il y a 6 enfants par famille. Il y a plus de naissances mâles chez les uns, plus de naissances femelles chez les autres. Voici, pour plus de netteté, le résumé de mes nombreuses statistiques poursuivies à Adis-Abéba et la région avoisinante, pendant plus d'un an :

Parmi les Abyssins il y a :	garçons		100
—	—	filles	78
—	—	moyenne d'enfants par famille.	4
Parmi les Gallas il y a :	garçons		100
—	—	filles	107
—	—	moyenne d'enfants par famille.	6

Il y a donc plus de naissances masculines que de féminines parmi les Abyssins proprement dits (Choans, Godjamites, Tigréens); l'inverse chez les Gallas. Ce fait peut bien avoir eu sa valeur dans la conquête des pays Gallas par les Abyssins. Outre que c'est une adaptation de l'espèce aux innombrables luttes fratricides, ce fait pourrait aussi rendre compte des lois matrimoniales si originales des

Abyssins. Nous en parlons ailleurs. La prédominance de naissances masculines est également un signe de vitalité d'une race ; car on a remarqué que les races qui tendent à la disparition produisent plus de filles que de garçons.

Quant au nombre des mariages stériles, il est étonnamment grand. Remarquons qu'il m'a été très difficile d'établir ces chiffres ; car, premièrement, il n'y a aucun état civil ou ecclésiastique en ce pays ; deuxièmement, les mariages sont si extraordinairement lâches, les divorces si fréquents, qu'on ne sait comment compter les familles : ceux que j'interrogeais me demandaient si je voulais savoir le nombre de leurs frères et sœurs, de même père et mère, ou de leur mère seulement ! De fait, en Éthiopie, surtout parmi les Gallas et autres tribus, c'est la mère qui constitue la famille, les enfants ne connaissant souvent pas leur père ; c'est, comme nous le disons dans les *Impressions*, le matriarcat qui règne ici. Aussi, je conseille à ceux qui voudraient entreprendre de pareilles recherches de prendre la mère comme base de la famille. — D'autre part, il est fort difficile d'avoir la vérité de la bouche de ces peuples, qui, comme tous les primitifs, ont comme premier instinct de se méfier et de mentir. Si donc, il y a des erreurs dans les chiffres ci-dessus, elles ne sont point de moi, pas plus que pour les autres chapitres ; l'important, pour chacun de nous, est de pouvoir dire avec Montaigne : « Ma conscience ne falsifie pas un iota, mon inscience je ne le sçaye ». Je serais d'ailleurs bien aise si on voulait me signaler toutes les erreurs que j'aurais pu commettre, bien involontairement. Je constate que le D' Parisis est arrivé à une proportion toute voisine de la mienne : « Sur 100 naissances, dit-il, il y a 55 garçons et 45 filles », ce qui, calcul fait, donne 81 filles pour 100 garçons.

Il nous faut dire les raisons de l'infériorité manifeste de la fécondité abyssine par rapport à la fécondité galla. Elles sont multiples et d'ordre varié. Sans parler de certaines conditions sociales, tel que le divorce tellement fréquent qu'il est la règle, je vois, me plaçant au seul point de vue médical et physiologique, quatre raisons principales :

1° La fréquence colossale de la blennorrhée, chez l'homme et par suite chez la femme qui jamais, absolument jamais, ne se fait soigner pour les maladies génitales ; il faut des cas extraordinaires pour la décider à se montrer au médecin. Il faut cependant constater qu'elle est plus résistante ici que chez nous aux graves complications utéro-ovariennes de la gonococcie. La métrite peut être mise au premier rang, avec les fibromes, comme cause de la stérilité parmi les Abyssines ; les autres causes (déviations utérines, malformations de la matrice ou des trompes) sont assez rares.

2° La syphilis, deux et peut-être trois fois plus fréquente que chez nous ; elle cause ces séries de fausses-couches de plus en plus rapprochées du terme ; elle produit de ces avortons destinés à mourir à brève échéance. L'avarie doit être d'autant plus incriminée qu'elle est bien rarement traitée. Disons, en passant, que les naissances d'enfants-morts sont attribuées par les théologiens du pays à un péché de ces enfants *in utero*.

3° La coutume bizarre et très enracinée des ablutions biquotidiennes qui ne se bornent pas à l'extérieur mais sont nettement intra-vaginales. La femme y est forcée depuis l'établissement des règles jusqu'à la ménopause. Vous pouvez voir, si vous vous promenez dans les quartiers indigènes, une heure après le coucher du soleil ou peu avant son lever, des groupes de femmes accroupies sur le gazon, loin de la demeure, en train de prendre ces ablutions, avec un vase quelconque à la main, vase en terre, en fer-blanc ou une calebasse. Faites à l'eau froide, *tribus digitis, ut vidi, intus, et duobus extus*, ces ablutions constituent une pratique anticonceptionnelle que je ne crains pas de qualifier de criminelle : elles détruisent l'alcalinité du milieu vaginal indispensable à la vie des éléments fécondants. Elles sont faites évidemment sans autre but que la propreté, mais les effets n'en sont pas moins ceux des divers procédés malthusiens usités ailleurs. — Le « modus copulandi » spécial à ce peuple a peut-être aussi sa valeur en ne favorisant pas précisément l'arrivée au col de la liqueur séminale ; je reproduis ici en allemand, de Fried. Biber, ce « modus copulandi » en lui laissant toute la responsabilité de descriptions aussi indiscrètes ; je dois ajouter que M. Biber pouvait le faire pour la collection (*Vie sexuelle des peuples*) à laquelle était destinée sa monographie : « Den *Mebdat*, d. i. Beischlaf, üben die Abessinier in beiderseitiger, sowohl rechter als linker. Seitelage, Leib au Leib, und zwar so, dass die Beine des Mannes zwischen die geöfueten und ihn um fliessenden Beine der Frau zu liegen Kommen. »

Le jeune âge du mariage chez la jeune fille (8, 10, 12... ans) peut aussi être incriminé comme cause de stérilité. La Galla ignore ces ablutions ; si elle est plus souvent atteinte de blennorrhagie que l'Abyssine, par contre, elle connaît moins les ravages de la syphilis dans les ménages. — Je n'ai d'ailleurs jamais constaté les signes d'insuffisance ovarienne.

4° L'usage sans scrupule de plantes et de moyens abortifs. Ces plantes sont : 1° le *toukour asmout* ou *habba-souda* (graine noire, nom arabe) ou sésame noire (*Nigella sativa* Renonculacées) ; on confondrait facilement ces graines avec celles de la stramonine ; on l'emploie même, à petite dose, dans l'alimentation comme condiment aromatique. Pour l'usage dont il s'agit ici, on en écrase une bonne poignée entre deux pierres, et on la prend dans un grand gobelet de beurre fondu. En moins de deux heures l'expulsion fœtale se fait au milieu d'une forte hémorragie. — 2° Le *sana fitche* ou graines de moutarde blanche ; une poignée prise de la même façon laisse la femme entre la vie et la mort. — 3° On fait des fumigations avec une plante dite *tossigne* qui est une labiée intermédiaire entre la sariette et le thym ; ce moyen est évidemment illusoire. — Plus employés que les simples sont les moyens mécaniques parmi lesquels le massage énergique et prolongé. Mais on ne connaît point les autres manœuvres criminelles de nos faiseuses d'anges ; on ne porte jamais la main sur l'enfant *in utero*, comme nous l'avons dit plus haut. — Les avortements se pratiquent couramment, et, semble-t-il, sans que

la femme et l'entourage aient conscience de la gravité de
l'acte au point de vue moral, surtout parmi celles qui sont
« en service » chez les Européens. Les lois ne poursuivent
guère pareil délit, parce qu'en ce pays, il n'y a point de
poursuites s'il n'y a pas d'accusateurs et de témoins. Je
tiens de l'*Afa-negous* (« Bouche du Négus » ministre de la
Justice) lui-même que l'avortement n'est poursuivi que si
le père de l'enfant se porte accusateur. — Les Abyssins
n'estiment pas qu'un fœtus ait âme, « soit un homme »,
avant quatre mois et demi (d'autres disent trois mois),
ou même 40 jours ; pour le plus grand nombre, l'animation
a lieu le 40° jour de la conception). D'ailleurs un fait aussi
net que franchement avoué est que l'Abyssin, dans la
grande majorité des cas, ne se marie nullement pour avoir
des enfants, mais bien, pour la satisfaction, sans arrière-
pensée, d'un besoin physiologique ; la venue d'un enfant
est un « accident » auquel on se soumet avec la soumission
qui caractérise tout peuple primitif devant un phénomène
naturel. Les deux ou trois premiers-nés font cependant la
joie du ménage, et même on divorce, si l'union a été
stérile, chez les riches ; il ne manque pas même de gens
qui se marient sous tel ou tel régime (communauté absolue des biens, qu'on se partage, en cas de divorce, « jusqu'au dernier grain de tief ») sous la condition expresse
qu'on aura des héritiers.

Les Abyssins aiment beaucoup les enfants, mais nullement beaucoup d'enfants. C'est l'inverse chez le Galla qui
aime à « voir » beaucoup d'enfants ; il confond les « mou-
tards » avec les moutons et ne les élève pas autrement ;
c'est chez lui autant un calcul qu'un instinct ; il
sait qu'avec une nombreuse famille, il cultivera bien et
beaucoup de champs ; il pourra les envoyer dans la
brousse lointaine garder ses troupeaux qu'il est obligé de
diviser pour cause de maigres pâturages ; il pourra vendre
même ces enfants, comme cela se faisait dans toute
l'Ethiopie, il n'y a pas bien longtemps (voir les nombreux
marchés d'esclaves dont parle Rochet, il y a à peine trois
quarts de siècle) : je ne suis pas bien sûr que cela ne se

pratique pas encore !.... (voir *l'Esclavage*, chapitre V des *Impressions d'Ethiopie*). La supériorité du nombre des enfants par famille, chez les Gallas, s'explique aussi par la polygamie en pratique chez eux (Gallas oromos ou fétichistes, et Gallas musulmans). On m'a cité des Gallas qui avaient 40 et même 60 enfants de 10 ou 20 femmes ; il est évident que dans ces cas il faut prendre la femme pour base de la famille et des calculs ; la proportion par famille serait alors inférieure à la moyenne de 6 que nous avons établie plus haut. On sait d'ailleurs que la polygamie diminue la population au lieu de l'augmenter comme on serait tenté de le croire à première vue. — Enfin, chez les Gallas la stérilité est une honte comme aussi un désavantage pour la femme qui est facilement répudiée. Chez les Abyssins il n'en est pas tout à fait de même.

Tous les Européens remarquent combien les enfants sont négligés par les parents, mal ou même nullement soignés dans leurs maladies ; il n'est pas rare que la mère ne dise au médecin dont le remède est mis de côté : *Médhanis Igziher no 1,* « le remède est en Dieu ! », avec un accent qui dissimule à peine leur envie de se débarrasser de ce fardeau. Car un enfant n'est-il pas un fardeau pour une femme dont l'avenir matrimonial est si peu garanti en ce pays de divorces faciles ?

Il m'a semblé qu'il y a plus de femmes stériles en Ethiopie qu'en Europe ; je parle de stérilité naturelle, car de stérilité voulue, la comparaison ne peut être tentée. On estime qu'il y a en Europe une femme stérile sur dix ; on peut dire qu'en Ethiopie il y en a quinze ou même vingt sur cent ! Chez les Abyssins, la femme stérile s'adresse aux prêtres pour obtenir un enfant ; elle fait des prières, des vœux, des pèlerinages aux lieux saints du pays, aux eaux saintes, surtout au monastère de Zekouala où elle va prier le grand saint Abo ; elle porte sur le dos le gros livre en parchemin relié qui rapporte la biographie du saint : « O saint Abo, si tu m'accordes un enfant, je te donnerai une vache, une chèvre, un chamma !... » Au Mont Zekouala qui élève son magnifique dôme bleu à 50 kilomètres au sud d'Adis-Abéba, ce pèlerinage a lieu deux fois l'an (le 5 mars et le 5 octobre, à la fête mensuelle du saint) ; là est le bois, sur les flancs d'un immense cratère de plus de 800 mètres de diamètre dont le fond est occupé par un lac aux eaux sacrées, où les Amharas doivent, suivant la tradition, passer trois jours et trois nuits : « Là sont les sombres faisceaux d'un feuillage mystérieux ; les femmes viennent chercher, non sans succès, un remède contre la stérilité », écrit J. Borelli dans l'*Éthiopie méridionale*, 1885.

Une pratique toute différente consiste à manger le *pudendum* d'une chèvre, séché, broyé et dilué dans de l'huile pure. — Pour faciliter une conception et surtout pour faire aboutir à terme une grossesse dans le cas où il y a eu plusieurs fausses-couches, on a beaucoup confiance dans un purgatif violent qui est la racine de l'*indôt* (*Phytolaca Abyssinica*) dont les graines fournissent le « savon végétal » et un remède contre la blennorrhagie. — Un autre remède réputé infaillible est le fiel de corbeau ; à la chasse, vos domestiques vous prient d'en abattre dans l'espoir d'en vendre les vésicules biliaires à quelques belles dames infécondes.

Inutile d'ajouter qu'on s'adresse aussi aux sorciers pour obtenir une progéniture, et nous décrivons ailleurs une de ces cérémonies complexes auxquelles ont recours les gens de cette espèce. — C'est également aux sorciers ou aux debtéras (scribes) qu'on a recours pour éviter une grossesse ou un accouchement à terme ; la femme reçoit une mixture à composition secrète qui est le plus souvent suivie de l'effet désiré.

« La contrainte morale », — ou immorale, — n'existe pas dans les ménages abyssins, encore moins dans des ménages gallas ; les théories et surtout les pratiques malthusiennes n'ont pas encore fait beaucoup de partisans ici, si l'on excepte les ablutions sus-mentionnées dont on est loin de soupçonner la portée. C'est ce qui nous explique la fréquence des avortements. Dans les sociétés inférieures, c'est l'enfant qui souffre des misères et des vicissitudes de la vie des parents : le sauvage le tue ou l'abandonne parce qu'il faut fuir vite ; il faut partager avec le petit être le peu qu'il a : l'enfant est venu sans avoir été invité au banquet de la vie ; — dans les sociétés demi-civilisées, comme l'Abyssinie, c'est l'avortement qui est le moyen de contrainte, de limitation du nombre des commensaux : le poids en retombe tout entier sur la femme qui se soumet aux douleurs et aux risques d'une telle pratique ; — dans les sociétés supérieures, enfin, c'est la « contrainte morale » qui règne, empêchant la conception elle-même ; c'est autant l'homme que la femme qui se sacrifient. Peu grave peut-être au point de vue juridique, c'est ce dernier procédé qui est le plus néfaste au point de vue de la dépopulation.

*
* *

Les naturels ne connaissent rien au mystère des débuts de la vie intra-utérine ; ils se contentent de dire : *yè Igziher fakad no* !. « C'est œuvre de Dieu ! » Ils s'imaginent que les règles se suppriment parce que le sang forme et nourrit l'enfant. Les fausses-couches sont attribuées à l'influence du soleil, le fameux *mitche* dont nous avons parlé plus haut ; mais on n'en innocente pas néanmoins tout à fait le « mauvais œil » le *bouda*.

Comme aucun peuple de l'univers, celui-ci croit que la grossesse peut dépasser 9 mois et durer 2, 3, 4… 10 ans ; le produit est alors appelé « enfant d'os » (*yatint lidje*). On compte comme conception toute suppression des règles ayant dépassé 40 jours. Alors, supposez une femme qui a des irrégularités mensuelles, une aménorrhée de quelques mois interrompue par une métrorrhagie : le sang qui apparaît vient de l'enfant ; celui-ci perd ainsi son sang et ses chairs et se réduit aux os ; mais dès que l'hémorragie cesse, les os reforment l'enfant. L'enfant qui naît un temps plus ou moins éloigné de ces irrégularités sera appelé « enfant d'os » et il aura comme âge intra-utérin toute la période des irrégularités, tandis qu'en réalité ces irrégularités sont dues à des affections utéro-ovariennes ou un état général d'anémie. L'enfant d'os n'est pas animé, comme les autres enfants, vers 4 mois et demi.

Cet être qui meurt et renaît de ses os fait penser au mythe religieux d'après lequel l'homme ressuscite après sa mort grâce à un petit os situé au coccyx. En Europe on attribuait ce pouvoir au sésamoïde interne du gros orteil, comme le dit Testut dans son *Anatomie humaine* où il cite ces paroles de Jacques Grévin (1569) : « Il n'est aucunement subject à la corruption, ainsi que le disent les sectateurs de la philosophie cachée, soustenant frivolement qu'il est conservé dans la terre jusqu'à ce qu'au temps de la résurrection il s'en élève un homme comme d'une graine. » On ne peut s'empêcher de faire des rapprochements entre l'homme qui s'élève de son sésamoïde comme d'une graine dans le sein de la terre et l'enfant qui renaît, pour les Abyssins, de ses os dans le sein maternel.

Inutile d'ajouter que les Abyssins appellent aussi « enfants d'os » les tumeurs, de quelque nature qu'elles soient, de la zône génitale, surtout les fibro-myomes. Comme il arrive qu'il y a toujours un germe de vérité dans les erreurs des peuples, on peut traduire « l'enfant d'os » de l'Abyssin, par notre lithopédion, « enfant de pierre » c'est-à-dire enfant mort et momifié dans le sein de sa mère et y restant plusieurs années.

A tout mal son remède, n'est-ce pas ? Puisque l'enfant d'os existe, il existe aussi son remède infaillible, que voici : triturez avec du miel blanc (pas un autre) les feuilles et la tige du gui qui pousse sur l'arbre dit « mereuz » (*Strychnos Abyssinica*); faites prendre chaque jour un bol de la valeur de 2 grammes ; si l'enfant d'os ne sort pas, réjouissez-vous, il est résorbé !...

Ajoutons que les parents professent des sentiments particuliers envers les « enfants d'os », — « Celui-ci, c'est mon « enfant d'os ! » me disait une mère, avec une tendresse spéciale, au sujet d'un petit que je soignais.

Pendant la grossesse on ne connaît aucun régime spécial; la femme s'adonne à ses occupations journalières comme en dehors de cet état ; elle suit même son mari, ou

son maître si c'est une esclave, dans les expéditions guerrières ; et dans ces marches forcées elle ne se repose que
le temps de mettre bas son vivant fardeau, pour le
porter sur le dos dans un sac de peau, en califourchon
sur les reins, et continuer la marche jusqu'au prochain
campement, comme certains voyageurs l'ont vu. — Donc
point de modification au « travail du jour » ; il n'en est
pas de même de ce que l'on a appelé « le travail de nuit »
qui cesse rigoureusement les trois derniers mois, et même
chez les familles d'un certain rang, dès que la grossesse
devient manifeste. Cette hygiène conceptionnelle que le
professeur Pinard prêche depuis tant d'années, en montrant les effets désastreux pour le produit de pratiques
inverses est ici connu de temps immémorial. Personne n'a
pu me dire d'où venait cette coutume ; si elle est d'origine
religieuse ou ethnique ; on me répond invariablement :
« Nous tenons cette coutume de nos pères ! » Le mari qui
agirait autrement serait méprisé par sa femme ; celle-ci se
croirait déshonorée. Il est vrai qu'une sorte de polygamie
clandestine règne à côté du mariage, le plus souvent
civil, même parmi les Abyssins chrétiens.

Il faut être bien pauvre en ce pays pour ne pas entretenir, à côté de la femme légitime, une ou plusieurs
« cuisinières » ou « servantes de cuisses » (*yé tchiu-gue-
red*) ; l'épouse est la première à le savoir et aussi, à le
tolérer ; elle choisit même parmi ses connaissances et la
tourbe des esclaves, celle qu'elle sait convenir aux goûts
de son mari, et qu'elle sait surtout ne pas la supplanter
définitivement dans le cœur de celui-ci.

Les tribus les plus sauvages, habitant les environs du
lac Rodolphe, ont également cette coutume. Ainsi chez
les *Omos* ou *Omelis*, la femme quitte son mari pour se
retirer chez ses parents dès qu'elle a perçu les premiers
mouvements de l'enfant. Il en est de même parmi les
tribus du Kaffa (Fried-Biber). Au sud-est du lac
Rodolphe, chez les Ouanderobos de l'Afrique orientale
anglaise, la coutume veut que la femme se prive de son
mari, mais elle doit se claustrer, et se priver de nourriture

le plus possible, « afin que l'enfant soit petit » en venant au monde pour que l'accouchement se fasse sans difficulté. Si l'on considère que chez les Ouanderobos on se nourrit presque exclusivement de termites ou fourmis blanches, de viande des troupeaux et de chasses, du sang des vaches dont on dédaigne le lait et qu'on saigne par une entaille au cou avec la pointe d'une flèche, sang qu'on boit tout chaud, avant même d'appliquer sur la plaie le pansement de terre glaise, on voit que cette coutume de restreindre les aliments a sa raison d'être, car une alimentation aussi carnée et « sanglante » pourrait-on dire, ne peut être que nuisible à la mère et à l'enfant qu'elle porte.

L'accouchement fait, c'est également trois mois après que le mari reprend l'exercice de ses droits. Ceci est de rigueur et n'est violé que par les gens du plus bas peuple.

Les « envies » sont connues ici : on voit des femmes qui mangent de la terre. Les envies non satisfaites de la mère produiraient sur l'enfant ces taches qu'on désigne vulgairement sous le même nom. Si une femme perçoit des odeurs de cuisine, il est de rigueur de lui porter à manger ce qui s'y apprête, si l'on veut éviter les « taches maternelles » à l'enfant. Les indigènes sont loin de se douter que ces petites manies sont l'effet d'une auto-intoxication gravidique portant sur le système nerveux et causant ces sortes de folies. Ils disent que les envies de la mère sont les désirs de l'enfant qu'elle porte.

Comme chez nous encore, on admet que la frayeur (incendie, brigands, bêtes fauves....) ou une chute provoquent une fausse-couche ; c'est, du moins, le prétexte mis en avant dans plusieurs cas moins innocents.....

Il existe un oiseau dont l'ombre rend une femme enceinte de « petits oiseaux » ; c'est évidemment l'explication des fausses-couches ovulaires, du premier et du deuxième mois. Le plus curieux, c'est que cet oiseau peut produire le même phénomène chez l'homme qui deviendrait alors ictérique et enragé. Le remède est la chauve-souris qu'on dessèche et réduit en poudre : remède qu'on tient à la disposition des parturientes et... des « parturients », au Guébi (Palais du Négus). Chez l'homme, il s'agit évidemment de calculs biliaires ou de fausses membranes de l'entéro-colite muco-membraneuse.

D'après les indigènes, la naissance de monstres est due à la colère divine.

On a discuté et on discute encore sur la couleur des enfants des Noirs à la naissance, les uns avançant qu'ils naissent blancs et noircissent dès le premier jour ; les autres qu'ils naissent noirs ou rouges. Voici ce qu'on voit en Ethiopie, pays où l'on rencontre toute la gamme des couleurs de l'humanité :

1° Chez les Abyssins, de race sémite, et les tribus qui en dérivent (Gouragués, Kaffas, Zindjéros...), tous hommes « noircis » et non « nègres », les enfants naissent blancs, la plupart aussi blancs que les produits des plus blancs parmi les Européens ; quelques-uns bruns plus ou moins foncés ou bistrés ; ceux-ci semblent avoir par hérédité une tendance manifeste à se pigmenter à la lumière même diffuse du jour, en quelques années ou même en quelques mois ; et vous pouvez rencontrer telle famille à nombreuse progéniture où la gamme se fonce, à mesure que la taille s'élève, depuis le dernier venu jusqu'au premier-né.

2° Chez les Gallas les enfants naissent jaunes ou rouge-cuivre ou brun foncé et noircissent très rapidement. On ne peut facilement se faire l'idée de ce rouge-cuivre qu'après avoir vu, et par comparaison.

3° Les Chaukallas, race négritique inférieure, premiers habitants de l'Afrique et parents peut-être des Sénégalais, ont des enfants noirs dès leur naissance ; seulement tandis que le noir de l'adulte est un noir d'ébène, avec des reflets bleus parfois, celui des nouveau-nés tire plutôt vers le cuivré, ce qui a fait dire qu'ils naissent « rouges ».

Un autre phénomène remarquable, c'est que le produit d'un blanc et d'une négresse est le plus souvent blanc ; un autre, c'est que le père impose plus souvent sa couleur au produit que la mère. Ainsi, le produit des Européens et des femmes du pays sont toujours étonnemment blancs ; cela a sa portée au point de vue philosophique. — Si les modernes discutent sur la couleur des négrillons à leur naissance, il ne faut pas s'étonner que les anciens aient discuté sur la couleur de la liqueur fécondante elle-même, comme le prouve cette phrase du Père de l'Histoire qui résoud la question par une erreur : « Le sperme des Ethiopiens n'est pas blanc, mais noir comme celui des Hindous. » On peut en déduire que les anciens étaient mieux renseignés que les modernes sur la couleur des petits Ethiopiens à leur naissance.

Ajoutons que les métis payaient un lourd tribu aux maladies nerveuses, spécialement hystérie et neurasthénie.

*
* *

Voyons rapidement comment se font les accouchements parmi les Abyssins. Voici une femme près du terme. Toutes les voisines se tiennent prêtes à venir en aide au premier appel. Quand les douleurs commencent, on donne à boire une macération de graines de lin, boisson mucilagineuse destinée dans leur esprit à « rendre glissantes les » parties maternelles et diminuer ainsi les douleurs. Les voisines tiennent la parturiente, qui des bras, qui des jambes, « de peur que la femme ne se promène » ; si elle est trop forte et ne veut pas rester en repos, un homme peut venir en aide : c'est un des rares cas où un homme peut pénétrer dans la chambre d'accouchement ; encore faut-il qu'il soit d'un certain âge. — Si les douleurs se prolongent outre mesure, on recommande au père de l'enfant de se tenir accroupi dans un coin de la chambre « afin que l'enfant sorte plus vite ». Dans les cas plus tenaces, on lave les genoux du mari et l'eau en est donnée en boisson à la parturiente : cela facilite l'accouchement ! Consolation, suggestion, encouragement à la patience, effet moral en un mot. — La femme peut rester couchée, assise ou debout ; elle ne doit dans aucun cas se promener. En général, une aide la tient couchée sur son sein et l'embrasse, pendant qu'elle pousse. Elle se met très souvent sur les genoux, soutenue par les aisselles. — Dans l'espoir encore de procurer un enfantement facile, on tasse dans une fossette les racines d'une plante dite *toulte* (genre de rhumex ou patience, très commun) ; on jette dessus de l'eau bouillante, et la femme, accroupie dessus, en reçoit les vapeurs. Ce remède est infaillible, grâce à la bonne conformation du bassin de la femme indigène. — On fait aussi poser le pied, à la parturiente, sur une aile d'outarde déposée par terre. Mais ce qu'il y a de plus intéressant c'est le *battré Moussié*, « bâton de Moïse » ; c'est une tige naturellement carrée et à nœuds de distance en distance, haute de 1 à 2 mètres, de la grosseur d'un doigt que tout bon ménage possède ou emprunte à la voisine. La parturiente se tient debout en s'appuyant sur ce bâton. Au moment des douleurs, les assistantes invoquent Marie, en criant « *Mariam ! Mariam!*… » ou « *Abiet ! Abiet !*… », « grâce, grâce ! », tandis que l'une d'elles la caresse par de petits coups du plat de la main, sur les épaules et le dos, et que toutes prient. Un panier garni de paille se trouve disposé sous elle pour recevoir l'enfant.

Malgré le manque complet de précautions antiseptiques et de propreté même élémentaire ; malgré une malpropreté voulue du linge, puisqu'à cette occasion la femme endosse sa chemise la plus vieille, réservant la neuve pour la levée de couches ; malgré que la chambre de l'accouchée soit la chambre commune, où l'on choisit le coin le plus obscur garanti par force rideaux contre la lumière et les yeux ; malgré que cette salle commune soit pleine de poussière, de foin, et même de fumier puisque le mulet, le bourricot ou la vache logent le plus souvent sous le même abri (une vraie scène de Bethléem), séparés de la famille quelquefois par une paroi mince, délabrée et percée d'une porte… jamais, ou presque jamais on n'observe d'infection puerpérale et encore moins de tétanos de la mère ou de l'enfant par la plaie ombilicale !

Jamais on ne fait d'intervention d'aucun genre ; on ne doit même pas toucher l'abdomen de la parturiente, à plus forte raison ne fait-on pas de pression ou d'expression abdominale. On ne tire jamais sur l'enfant ; dans le siège décomplété on a même soin de repousser les pieds qui tombent. D'ailleurs la présentation du siège serait la très grande exception en ce pays : toute présentation non céphalique est considérée comme un effet de la colère divine ; mais elle est aussi attribuée à de vicieuses positions pendant que la femme portait l'eau, broyait le pain ; et comme il fallait s'y attendre, on la met sur le compte du *mitche* également. On cite comme un phénomène tout enfant venu autrement que tête première.

On n'admet aucune intervention de l'art ; j'ai vu des accouchements durer quatre jours et l'entourage refuser le forceps, demandant un médicament à prendre à l'intérieur. Les Abyssines ont en si grande horreur toute intervention qu'elles font tout leur possible pour l'éviter : Je connais le cas d'une Européenne qui s'était installée comme sage-femme à Adis-Abéba ; elle s'attira l'indignation de tout le quartier pour avoir voulu tirer sur l'enfant dont la tête était déjà dehors. Elle fut traitée de folle, et dut, devant l'indignation générale, laisser agir la nature jugée plus sage qu'elle. — La sage-femme indigène est généralement une personne âgée dont toute la science, faite d'expérience, se borne à laisser la nature se tirer d'affaire toute seule ; ce qui n'est déjà pas si mal : *primum non nocere*..... Elle reçoit pour ses soins d'un à deux ou trois thalers pour plusieurs jours de soins dévoués.

Si l'enfant vient à l'état de mort apparente, on sait parfaitement ne pas se presser de sectionner le cordon : que de médecins pourraient apprendre cela des accoucheuses abyssines ! — On donne à boire un verre d'eau froide à la mère dès que l'enfant est sorti et que l'on s'aperçoit de sa mort apparente, : tôt ou tard l'enfant revient à la vie et on se félicite d'avoir pris cette précaution à laquelle on attribue la résurrection.

Un autre usage non moins remarquable est qu'on n'enveloppe l'enfant que dans des langes lâches qui ne serrent ni la poitrine ni l'abdomen ; on pose simplement l'enfant sur une étoffe étendue sur le lit et on rabat par-dessus les bords. Que d'enfants meurent en Europe d'hémorragie ombilicale parce que les pauvres petits enserrés dans ces sortes de gilets-corsets, entortillés et comme ligotés de bandes, ne peuvent plus respirer : le sang, ne trouvant plus l'air aux poumons, reprend le chemin du placenta. Ces morts sont rares en Ethiopie, et Dieu sait si les indigènes font la ligature avec les ingénieuses méthodes de certains accoucheurs : ils coupent avec la première lame et lient avec la première filasse venues.

Quand on se doute que l'enfant est mort *in utero*, on fait bouillir une plante dite *oenaguibt* avec une touffe de laine de mouton qui n'aurait jamais été purifiée de son suint ; sur les vapeurs qui se dégagent, on fait s'accroupir la femme et l'expulsion se fait, assure-t-on, en quelques minutes. Evidemment, cette expulsion se ferait tout aussi bien sans cela.

A peine l'accouchement est-il terminé qu'on met de gros flocons de beurre sur la tête, à la mère et à l'enfant ; celui-ci d'ailleurs est littéralement baigné de corps gras pendant deux ou trois semaines. — Dans le temps, comme aujourd'hui encore dans les campagnes, on tirait un coup de fusil pour « éloigner les diables » ; dans la capitale, on dégaine une épée dans le même but ; cette épée est suspendue près du lit de l'enfant pendant quinze jours.

Si l'enfant porte à la tête, ou ailleurs, une bosse sérosanguine, on la masse avec du beurre et on exerce une légère compression. La sage-femme considère comme un de ses principaux attributs de masser également au beurre le nez de l'enfant pour l'affiner et lui donner la belle coupe du nez abyssin de race.

La femme est laissée au repos, lavée à l'eau tiède non bouillie ou une infusion de *ted* (*Juniperus procera, J. Abyssinica*, d'Abbadie) conifère de grandes dimensions, très

commun dans le pays. Le second jour elle prend un laxatif, beurre ou kousso. L'enfant est débarrassé du vernix
caseosa avec simplement de l'eau tiède ou mieux du
beurre attiédi ; on n'emploie dans ce but ni huile ni
jaunes d'œufs, encore moins le savon ou la vaseline.

Après la venue de l'enfant et la première toilette on
s'occupe de la délivrance ; on y attache toute l'importance
qu'elle mérite. Tous les visiteurs et visiteuses qui viennent
féliciter la famille, demandent avec empressement : « Est-
ce que l'arrière-faix, *inguéda-lidje*, est sorti ? » On se réjouit
où l'on s'attriste suivant le cas. Si le placenta est resté
dans la matrice on donne mille sortes de médecines, mais
on n'y touche jamais, on ne le va jamais chercher avec la
main, on ne tire même jamais sur le cordon. La sage-femme
dont j'ai parlé plus haut, fut tout de bon expulsée de la
maison, quand elle tenta l'extraction au moyen de trac-
tions. Dans les cas difficiles on a recours aux scribes ou
aux sorciers qui délivrent le racine efficace ou tel organe
d'oiseau d'autant plus rare que le cas est plus grave. Si
tout échoue on préfère laisser mourir la parturiente d'hémorragie ou d'infection plutôt que de tenter d'extraire
artificiellement l'arrière-faix. En dernier lieu on appelle
un prêtre qui vient lire des psaumes de David, sans
entrer dans la chambre de l'accouchée, ce qui le « souil-
lerait ».

Le placenta sorti est porté de suite et soigneusement
dans le lieu qu'il convient ; on ne le laisse voir à personne !
Chez les Gallas le placenta est toujours enterré au dehors
de la maison, à droite de l'entrée, si c'est un garçon, à la
gauche, si c'est une fille. Chez les Abyssins, l'arrière-faix
est enterré dans la maison si c'est une fille, en dehors de
la maison, si c'est un garçon. On devine le sens attaché à
cette étiquette.

Quand tout s'est bien passé on alimente l'accouchée avec
une pâtisserie dite *gonfo*, aux céréales, au beurre, et berbéri ; on en offre également à tous les visiteurs en signe de
réjouissance. Quant à l'enfant, le premier aliment qui
pénètre dans son estomac n'est pas le lait de sa mère ; ce

ne sont pas non plus ces tisanes ou ces sirops qu'on donne si mal à propos chez nous aux bébés, en attendant que « le lait monte » ; c'est encore et toujours le beurre. Le beurre sera d'ailleurs le complément indispensable de l'allaitement ; quoique les seins de l'Abyssine ou de la Galla regorgent d'un lait généreux, le beurre est donné jusqu'au sevrage. On ne peut pas dire que ce soit une mauvaise pratique, car le beurre non cuit est de digestion facile et riche en phosphore assimilable (lécithine) ; c'est seulement l'excès qui est condamnable. On ne donne que rarement à boire de l'eau pure à l'enfant à la mamelle ; on sait d'expérience le danger de la diarrhée et des ascarides, car cette eau est souvent polluée, puisée sans précautions dans les ruisseaux, les flaques d'eau ou les puits. On préfère donner du talla léger.

Les Abyssins ne savent pas nourrir les tout jeunes enfants ; avec les chaleurs du jour pendant 8 mois de l'année, il y a bien des risques d'entérite grave. Aussi l'allaitement dure-t-il 12, 18, 24 mois ; quelquefois 2 ans et demi et 3 ans. Que de fois n'a-t-on pas vu le spectacle suivant : une mère s'accroupit sur le gazon vert ; un des enfants qui prennent leurs ébats dans la prairie accourt prendre le sein, tels l'agneau et la brebis ; l'enfant est trop grand pour que la pauvre maman puisse le prendre et tenir longtemps dans les bras ! La règle parmi les indigènes est d'allaiter l'enfant jusqu'au commencement de la quatrième année à moins qu'il ne survienne une grossesse, dans lequel cas on interrompt l'allaitement même avant 1 an, généralement à 4 mois ou 4 mois et demi : l'Abyssin ne conçoit pas qu'on ait un enfant dans le sein et un autre aux seins, ce qui n'a, comme l'on sait, aucun inconvénient. Quand la femme du peuple voyage ou va au marché, elle porte l'enfant sur son dos, complètement enseveli dans une étoffe ou une peau, de sorte qu'on s'étonne que l'enfant ne s'asphyxie pas. Celui-ci est à cheval sur les reins de sa maman, les cuisses fortement écartées ; le pauvre petit semble en imminence d'écartèlement et ses jambes en sont parfois déformées, recourbées en « lame de sabre », déformation qu'il garde jusqu'à 4 ou 5 ans, et qu'il ne faut pas considérer comme hérédo-syphilitique. Du haut de ce perchoir, le petit allonge ses petites mains pour saisir le sein et le porter à la bouche. — On emploie très rarement ici, fort heureusement pour l'Ethiopie, l'instrument infanticide dénommé biberon. Il a fallu qu'il vienne dans le pays des médecins exotiques pour préconiser l'emploi de cet instrument de dépopulation qui fait fureur parmi les classes aristocratiques. Ceux qui s'en servent pour leurs enfants s'en repentent d'ailleurs plus que chez nous, étant donné qu'ils ne peuvent apprendre, avec l'usage du biberon, les précautions dont il faut entourer l'alimentation du bébé. Les indigènes, surtout les Gallas, connaissent un biberon primitif fait d'une corne de bœuf percé d'un trou à son extrémité effilée à laquelle est adapté un intestin de mouton servant d'embout. La Galla, qui passe toute sa journée à sarcler le champ, se décharge ainsi de ces soins de la maternité sur une fillette à qui est confiée la garde du nourrisson. Mais, encore une fois, le fait est rare.

Avec le beurre attiédi dont on gave l'enfant malgré tous ses cris, ses étouffements et ses vomissements, avec une coupe, une cuiller ou au creux de la main, on donne les graines d'une certaine plante dite *abicho* que je ne pus identifier : ce sont de petites graines oblongues, irrégulières, de couleur jaune pigmenté, dont l'amertume de cru se perd par la cuisson. — A côté de ces petits défauts dans l'alimentation des bébés, nous pourrions retenir bien des leçons. Mais une faute grave que commettent les Abyssines, c'est de ne pas tenir leurs enfants assez chaudement, du moins pendant la saison des pluies et même la saison sèche qui n'est chaude qu'au soleil, tandis qu'à l'ombre, surtout sous le toit de chaume, il fait une fraîcheur notable. J'ai vu mourir bien des bébés sans autre cause que le froid.

Le berceau est inconnu en Ethiopie. Comme en beaucoup de détails, les naturels pratiquent d'instinct le précepte du professeur Pinard qui dit que le meilleur berceau est celui qu'on ne peut pas bercer. L'enfant est en effet couché sur un lit ordinaire, l'*alga* du pays ; malheureusement beaucoup ont la mauvaise habitude de coucher leur bébé dans le lit des parents : il peut arriver que l'enfant soit étouffé dans le sommeil.

L'accouchée reste généralement une ou deux semaines au lit. Quand elle se lève, elle s'entoure l'abdomen d'une large bande de toile du pays (en coton) ce qui évite les ptoses et les versions de la matrice non encore revenue à son état premier. Ce n'est que le quarantième jour de l'accouchement que la mère fait sa première sortie. Cependant bien des mères se lèvent de suite après la délivrance pour vaquer à leurs occupations, surtout dans la classe des esclaves.

Les parents et connaissances visitent la nouvelle mère, la félicitent et lui portent en cadeau, suivant leur fortune, du pain, des gâteaux au miel dits *mâr-dabbo*, des thalers, une chèvre, un bouc castré dont la chair est très prisée, un bœuf, ou mieux une vache à lait...

Tous les habitants de la maison, ainsi que l'accouchée, sont réputés impurs, et ne peuvent se présenter à la messe avant qu'un prêtre ne vienne les purifier en aspergeant d'eau bénite la maison et ses habitants, et récitant des psaumes, ce qui se fait entre le quinzième et trentième jour de l'accouchement. Ce sont évidemment des coutumes juives (la Purification) ; nous en parlons ainsi que de bien d'autres dans le chapitre de l'*Origine israëlite des Ethiopiens*, chapitre X des *Impressions*. La circoncision des deux sexes se faisant sans aucun soin antiseptique, avec des instruments peu propres, souvent rouillés, les suppurations ne sont pas rares. Nous relatons également ailleurs les fumigations aux plantes aromatiques auxquelles l'Abyssine s'expose après ses époques, à son lever de couches, etc.

*
* *

Avant de passer aux *Médecins*, il nous faut dire ici un mot de certaines coutumes aussi curieuses qu'enracinées en Ethiopie ; je veux dire l'*infibulation* des fillettes, l'*émasculation* en temps de guerre, la circoncision chez la femme (*excision*) aussi bien que chez l'homme, l'*épilation* des régions velues autres que la tête ; la toilette biquotidienne a été relatée à propos de la stérilité relative des Abyssines. Ces questions trouvent mieux leur place dans les *Impressions*, mais je me reprocherais de ne pas les traiter ici, vu leur intérêt médical.

Nous disons à propos du mariage à Harar, mariage dont la parole sacrementelle est *cheitan motcha* ! « Diable sors », que le jeune mari adresse à sa femme en la fouettant au dernier moment, que, de suite après, tout le monde se retire, et que de vieilles femmes arrivent pour procéder à une opération délicate chez la jeune vierge (chap. II des *Impressions*). La fille à marier est toujours *virgo intacta* chez les Gallas Hararis grâce à l'*infibulation*.

L'infibulation est usitée presque exclusivement chez les Musulmans de la province de Harar, à n'importe quelle race qu'ils appartiennent, qu'ils soient de la sauvage et incivilisable tribu des Danakil qui environnent notre première possession d'Obock, de la tribu plus tranquille des Somalis Issas qui forment la masse de la population indigène de Dji-Bouti, ou de la tribu essentiellement douce et agricole des Gallas, et enfin ce peuple curieux, le peuple de Harar, oasis ethnologique, formé de Gallas, Somalis, Gouragués, Arabes, Abyssins, etc., retranchés ou cantonnés derrière les murs féodaux de cette fameuse et antique cité, boulevard avancé de l'Islamisme en Afrique orientale, une ville sainte, autant que la vraie capitale de toute cette portion du Continent noir.

L'infibulation se dit en langue hararie, langue aussi hétéroclite que la population, *dourba*. Elle consiste dans la suture des lèvres au crin de cheval en les avivant au couteau à l'approche de la puberté, ou plus souvent vers 7 ans ; des épines et un crin en surjet suffisent parfois. L'opérée, qui est tenue quelques jours au repos absolu, les cuisses serrées, peut se lever le quinzième jour et vaquer à ses occupations des champs, du marché, ou du ménage ; on a soin de mettre une canule de roseau pour l'écoulement des urines. C'est la mère ou une vieille expérimentée qui s'acquitte de ces fonctions.

L'infibulation n'est ni une coutume religieuse, ni une coutume ethnique, car, d'une part, elle n'est pas pratiquée par tous les Musulmans de l'Ethiopie ; ainsi elle n'est pas courante au Laffa ou ou Djimma ; d'autre part, elle n'est pas en usage chez ces mêmes tribus en d'autres régions, c'est donc une coutume locale, *régionale*, destinée à remplacer les gardiens eunuques usités en d'autres pays musulmans ; elle semble avoir été introduite par le Mahométisme non de l'Arabie, mais du Soudan égyptien. La nuit des noces on incise la suture au rasoir et on enduit la plaie de sucs de plantes dont on devine le but angélique et antiseptique. On me raconte que parmi ces populations, surtout les féroces Danakil, il se trouve des maris assez jaloux pour faire recoudre leurs femmes, avant d'entreprendre un voyage de longue haleine, moyen plus radical et pas moins barbare que celui des ceintures dites « de chasteté » du moyen âge. Le prix d'une de ces interventions est de 2 à 4 piastres ou un *amôlé* (barre losangique de sel gemme pesant 640 grammes, partout où cette monnaie primitive passe encore.

Dans les voyages à travers le désert qui s'étend entre la côte française des Somalis et les premiers entreports du plateau abyssin, vous pouvez rencontrer un couple de jeunes pâtres, garçon de 12 à 14 ans, fillette de 10 ou 12 ans, époux et épouse, qui viennent vous vendre une brebis, du lait ou des épis de maïs ou de dourah ; vous admirez leurs traits réguliers où luit la candeur et l'innocence légendaire de nos premiers parents : ils ont été mariés dès leur plus tendre enfance; les parents se sont préalablement assurés leur sagesse, précisément par cette opération de l'infibulation chez la fillette.

Socialement parlant, on peut dire que l'infibulation n'est pas une mauvaise pratique, car elle a pour avantage d'écarter l'ignoble pratique des autres pays musulmans, de castrer, d'émasculer des enfants pour en faire des gardiens, non aussi impeccables que les maris jaloux se flattent, de harem et de gynécées où l'on impose en vain une continence forcée. Il me semble que l'infibulation a dû s'établir dans les pays musulmans de l'Afrique orientale qui fournissaient précisément des esclaves entiers ou évirés : l'infibulation tenait la place des eunuques qu'on préférait vendre fort cher aux boutris arabes qui fréquentaient (et fréquentent encore!!!) les côtes occidentales de la mer Rouge et du golfe d'Aden......

Contentons-nous de noter ici l'habileté des praticiens et praticiennes dans cette opération comme dans les deux suivantes, et la rareté des infections post-opératoires, des hémorragies mortelles, etc. malgré une instrumentation primitive (aiguille, rasoir ébréché ou couteau de cuisine, poignard, etc.) De fortes aides, maintenant la patiente, suppléent au manque de l'anesthésie ou à l'analgésie.

La question des eunuques est également fort intéressante

D'un combat on devait toujours rapporter un trophée : chez les Abyssins et les Gallas, c'étaient les parties sexuelles de l'homme ; bien rarement coupait-on les seins aux femmes des vaincus pour les envoyer à son épouse. Chez les Yambos et les Nouers du Haut-Nil, on se glorifie encore de la queue du mulet que montait l'ennemi terrassé. — On sait que beaucoup de peuplades de l'Afrique émasculaient les ennemis tués à la guerre ; l'histoire rapporte que le fils du Pharaon Amenhotep III eut ce sort dans une expédition en Abyssinie, au viie siècle avant J.-C. En Ethiopie on mutilait même les prisonniers de guerre. C'est ainsi que les Abyssins en usèrent avec un certain nombre de prisonniers dans la dernière guerre, malgré la plus sévère défense de Ménélick. — Dans les excès de carnage avec les tribus, on a poussé la cruauté jusqu'à éventrer des femmes enceintes pour en retirer l'enfant mâle auquel on pratiquait l'infâme mutilation. Mutiler un enfant entre les bras de sa mère qu'on amenait esclave est un fait dont on était coutumier.

Cette cruelle opération dite *Sallaba* en Amharique, n'est pas la castration simple, mais l'ablation se faisant d'un coup d'épée recourbée du pays, en manière de faucille, de tous les organes externes de la génération ;

verge, bourses et contenus, au ras de l'os ; c'est proprement l'émasculation. En principe chacun n'avait le droit d'accomplir le « sallaba » que sur l'ennemi qu'il avait tué de sa propre main ; car c'était avant tout une preuve de son courage ; c'était un trophée guerrier dont on était bien fier : on le montrait à ses amis, on l'exhibait en public, dans un procès, quand on parlait de ses campagnes, comme un témoignage irrécusable de bravoure ; on le suspendait à sa ceinture, au pommeau de sa selle, au cou de sa monture ; on le promenait au bout d'une lance comme la tête de l'ennemi chez d'autres peuples ; enfin on le pendait à l'entrée de sa demeure. Combes et Tamisier virent ainsi un membre viril à la porte de la demeure d'un paysan dont la femme et la sœur s'empressèrent de le leur montrer (*Voyage en Abyssinie, 1836-1837*). Si pareil spectacle ne s'offre plus aux yeux des Européens contemporains, ce n'est pas qu'il n'existe plus, mais il se fait rare dans les provinces fréquentées par eux ; d'autre part, l'occasion de « sallaber » (guerres civiles, razzias...) fait défaut. Pour se procurer ce trophée original on a vu des poltrons tuer leurs domestiques, ou leur homme d'ordonnance (porte-fusil). L'Abyssin agit avec ses ennemis comme avec les animaux : les organes génitaux de l'homme, ceux d'une girafe (mâle) la queue d'un éléphant ou sa trompe, la crinière d'un lion étaient autant de symboles équivalents de courage guerrier : l'homme est même taxé inférieur à un éléphant ou à un lion ; tuer le pachyderme est synonyme de terrasser 40 méprisables Gallas, et tuer un carnassier, c'est tuer 25 ennemis (voir chap. II). Il y a ainsi toute une gamme ou un tarif exprimé en *gallas* : le galla est ici la même monnaie, l'unité de valeur.... ou de nullité.

Un auteur portugais rapproché le « sallaba » de la coutume des « forts d'Israël » qui enlevaient le prépuce aux Philistins vaincus comme preuve de courage. Il est possible que ce fût de même en Ethiopie à l'origine du Judaïsme, mais on dut vite revenir de cette innocente opération aux horreurs du sallaba éthiopien. On lit dans les *Annales d'Ethiopie* des phrases comme celles-ci : « Le Roi (Yassou Ier), accomplissant des actes de bravoure, retourna à l'arrière-garde avec beaucoup de parties sexuelles des ennemis tués ou blessés..... » Un peu plus loin : « Toutes les troupes du Roi jetèrent à ses pieds toutes les dépouilles des Changallas qu'elles avaient tués ; elles formèrent là beaucoup de tas énormes ; il y avait de grandes dépouilles en plusieurs endroits..... » (*Scriptores Ethiopici*, Guédi). Curieuse sous plus d'un rapport est la phrase lapidaire suivante, du même règne d'Yassou Ier : « *Au milieu de la psalmodie (de Pâques) on apportait au Roi les parties sexuelles des incirconcis ; car ainsi avait ordonné le Saint-Esprit !* »

Les deux illustres voyageurs français cités plus haut rapportent ce fait-ci qui prouve que la femme n'est pas pour rien dans l'enracinement de cette coutume barbare ; c'est un brave soldat qui leur fait ses doléances sur ses malheurs domestiques : « Je possède une femme que j'aime parce qu'elle est belle ; autrefois elle partageait mon amour ; mais aujourd'hui, je crois qu'elle me méprise et me fait mépriser de mes anciens amis, parce que je n'ai pas eu encore à lui offrir la dépouille virile d'un ennemi terrassé et que je suis obligé de me raser la tête ; elle ne veut plus me laver les pieds et refuse quelquefois de préparer ma nourriture ; pendant les repas, elle ne me fait pas la bouchée de sa main ; elle rougit de m'appeler son époux et paraît humiliée de se trouver avec moi ; elle menace depuis quelque temps de m'abandonner.... Je connais des soldats qui n'ont tué personne à la guerre et qui néanmoins jouissent de l'estime générale : il en est qui ont émasculé des cadavres et d'autres qui ont mutilé dans leur lit de douleurs des malades sans force pour se défendre !... » Sûrement, les deux voyageurs ont dû compâtir aux souffrances morales de ce brave et honnête soldat !

La valeur accordée aux parties secrètes ne serait-elle pas l'expression d'un culte fort ancien rendu par divers peuples au *phallus*, et qui ne disparut que quand le christianisme vint tirer l'humanité de la fange où elle croupissait ? Il suffit d'aller à Pompéi, cette ville que la cendre du Vésuve surprit au vif, sans lui donner le temps d'entendre la voix de quelque prophète Jonas, pour nous la conserver intacte à travers dix-neuf siècles, pour voir, non seulement à la *via medecina*, mais même dans tous les palais privés, le respect et la considération accordée au phallus.

D'aucuns verront dans la pratique du « sallaba », une manifestation de fétichisme ou de *sadisme*, je ne crois pas qu'on y soit autorisé, quoiqu'une sensation sexuelle, voire l'orgasme, doive forcément accompagner pareille amputation, et les manipulations par l'autre sexe, d'une part, le peuple éthiopien ne connaît guère de pervertions sexuelles, étant, comme nous le déclarons d'après l'étude de ses mœurs sinon *angéliques* du moins fort *humaines*, un des plus purs de la terre ; d'autre part, Bellone et ses sévices rendent suffisamment compte de ce raffinement de cruauté chez un peuple doux d'ordinaire, mais terrible, je dirais horrible, dans la vengeance et en temps de guerre.

C'est une honte, à nulle autre pareille, en ce pays, de perdre les signes de la virilité ; c'est donc une gloire de les ravir à autrui. On n'acquiert pas que de la gloire par ce trophée, on donne de la force à son cheval en lui ornant le poitrail des bourses pleines d'une girafe tuée à la chasse.

D'après les dires de Jules Borelli, il était d'habitude, dans la tribu des Zindjéros, du Sud-Ethiopien, d'enlever à ses enfants une des glandes génitales, afin que l'ennemi ne pût avoir la joie d'un trophée entier !

Il est bien probable que le « sallaba » est pratiqué de toute antiquité en Ethiopie où il a persisté jusqu'aujourd'hui grâce à l'isolement du pays du reste du monde civilisé, et grâce aussi à des voisins incorrigibles. On croit cependant que ce sont les Gallas qui ont appris aux Abyssins, vers 1540, une coutume dont ils étaient hier encore les victimes toutes désignées, car une unique est assez rarement un Abyssin ; le plus souvent c'est un Galla des provinces reculées, et plus fréquemment encore un Ouallamo, un Kaffa ou un Chankalla. L'éviration serait (ce qui n'est point mon avis) une coutume essentiellement galla et se serait propagée chez les Abyssins, les Somalis, les Danakil et au Kaffa. Dans ce dernier pays, au temps de son indépendance, il y avait, après la bataille, d'après mon ami Biber, une réception au Palais de l'empereur (le Roi du Kaffa portait ce titre et prétendait, comme les Négus, descendre de Salomon) où les guerriers venaient exposer leurs trophées. Le sallaba a fait rage au temps des invasions de Mohamed Gragne (tué par un Portugais en 1543) qui avait ordonné l'éviration de tout Abyssin qui n'aurait pas renoncé à sa foi — Cette opération est estimée si peu de chose parmi les tribus gallas qu'on a vu des parents l'infliger à leurs enfants comme châtiment de vulgaires turbulences. Le Ras Gobana avait un intendant de ses trésors dont l'infortune ne connaissait pas d'autre origine : on l'avait châtré pour l'assagir, tel un jeune taureau !

Le Négus Ménélik, si accessible à toute idée de civilisation, a sévèrement interdit le « sallaba » tout comme d'ailleurs la traite des esclaves, les razzias dans les expéditions, etc. Dans l'expédition du Ras Tessama au Nil-Blanc, au temps de l'Affaire Fachoda, nous lisons, dans Charles-Michel, que le chef fit attacher au soldat qui avait osé transgresser les ordres du Négus, ses trophées à la bouche, et le fit promener, ainsi orné, les mains derrière le dos, à travers tout le camp. Cinquante coups de courbache couronnèrent la sanction. Dans d'autres circonstances, Ménélik ordonna l'amputation de la main droite que le criminel devait tenir dans sa gauche et parcourir le camp, annonçant sa faute et montrant le sanglant témoignage de la sévérité négussienne contre quiconque aurait été tenté des mêmes errements. C'est dire que le « sallaba » est en train de disparaître.

Tous les Abyssins au-dessus de 40 ans d'âge à qui je parlai de cette coutume de leurs pères et même de leurs jeunes ans, regrettaient avec des balancements de tête, les yeux torves, le féroce sourire aux lèvres, le bon vieux temps où l'on faisait « hop ! » aux Gallas : Ce disant, le bonhomme ébauche le geste ample et expressif qui, d'un tour de main, plaçait un gas parmi les neutres. A les voir, je comprends les paroles de l'historien citées plus haut.

Les eunuques que nous voyons aujourd'hui ici sont pour la plupart des victimes de cette coutume dans les guerres, entre tribus diverses et les Abyssins qui ensanglantèrent le commencement du règne actuel ; on sait que Ménélik dut conquérir pouce par pouce le vaste empire où son nom est craint et aimé. Il est certain aussi que beaucoup d'eunuques jeunes ont été préparés dans leur enfance, comme en Turquie, pour leur rôle futur. Opérateurs et trafiquants sont des criminels qui ont bien soin de se cacher à la justice ; les énormes profits qu'ils tirent de leur ignoble négoce sont seuls capables de leur faire affronter les rigueurs de celle-ci ; un eunuque se vend plus du double d'un esclave ordinaire. Cependant, il est certain qu'il y a des opérateurs et commerçants que la loi ignore, ou fait semblant d'ignorer parce que le manteau de quelques. Grands s'étend sur eux... Comme pour l'esclavage, se sont surtout les Musulmans qui ont le triste privilège des eunuques. (Voir l'esclavage en Ethiopie, dans les *Impressions*.)

Il y a des eunuques, mais, pour dire la vérité, il n'y en a pas beaucoup ; les trois quarts sont au Palais ou chez les grands chefs. Je suis persuadé qu'il n'y a pas dans tout Adis-Abéba le quart des eunuques qu'Abd-ul-Hamid, entretenait en son Yeldiz-Kiosque pour la surveillance de ses 300 odalisques ; et que ce nombre est à peine atteint dans tout le Choa :

En Orient et dans le monde musulman, comme dans les provinces mahométanes du Djimma, l'eunuque est surtout destiné à être le gardien, pas aussi impeccable que le suppose le mari soupçonneux, des harems et des jeunes filles ; mais en Ethiopie, la petite Abyssine, fière et fort ardente, ne supporterait pas pareille tutelle. Les eunuques sont des hommes de confiance à qui les chefs confient plutôt leur caisse que leur femme, leurs trésors que leurs filles. Le raisonnement qu'ils se font est qu'ils ne sont guère tentés de voler pour dépenser en débauches ou pour entretenir une famille dont ils sont privés. Au ministère des Finances du Guébi, il y a ainsi une dizaine d'eunuques à ma connaissance. Le Dedja Baltcha est un eunuque, et avait été, à ce titre, le caissier ou trésorier de Sa Majesté. Ce chef est connu dans tout le pays pour son imperturbable courage ; il est reconnu pour l'un des grands hommes de guerre de l'Éthiopie contemporaine. Le grand intendant du feu Ras Makonen était aussi un émasculé. Nous donnons dans les *Institutions politiques* (Chap. V des *Impressions*) la composition de la maison civile et militaire des chefs qui sont, comme l'on sait, des Négus au petit pied et calquent leur cour sur celle du maître ; or, un ou plusieurs de ces subalternes sont souvent des eunuques, spécialement le trésorier et parfois le confesseur ou aumônier. Nous faisons également remarquer dans le chapitre des *Religions* et l'étude de la hiérarchie sacrée qu'il y a beaucoup de prêtres eunuques et non des moins haut placés dans cette hiérarchie. On sait que c'est un certain Juda, eunuque et surintendant des trésors de la reine Judith d'Ethiopie, qui importa le premier la religion chrétienne à Axocum, l'antique métropole religieuse, vers l'an 70, bien avant saint Frumence (341) ; il en est fait mention tout au long dans les Actes des Apôtres. En somme, les eunuques pouvaient et peuvent encore accéder à toutes les dignités, sauf à celle de Négus : une loi ancienne écartait du trône quiconque avait subi une mutilation (nez, oreilles, mains ou autre membre).

Une originalité de cette classe sociale est qu'ils peuvent se marier : leurs femmes ont quelquefois, avec le consentement préalable et sans jalousie des maris, des enfants qui sont réputés parfaitement légitimes. Ceux qui, même par cet appel aux services obligeants d'un tiers, n'ont pas d'héritier, adoptent un enfant pauvre, qui élevé par leurs soins, sera le soutien de leur vieillesse, comme la femme est leur ménagère. — Il n'est peut-être pas hors de propos d'ajouter que ces eunuques, ennuques depuis la plus tendre enfance, courtisent parfois le beau sexe ; les Abyssins assurent qu'ils taquinent, tourmentent, mordent les femmes... Ce sont des pratiques d'inversion sexuelle dont la responsabilité retombe sur les auteurs de leur impuissance. On voit que le besoin sexuel est un besoin de l'organisme en général.

Il me revient que M. Sabouraud, un spécialiste en tout ce qui concerne le cuir chevelu, souhaite une statistique au sujet de la calvitie des eunuques : je m'empresse de lui apporter ma contribution. Sur une dizaine d'eunuques que je connais à la Cour de mon auguste client, aucun n'est atteint de calvitie, quoique le crâne hippocratique ne soit pas une rareté en ce pays, même parmi les races négritiques, les plus inférieures, comme nous l'avons noté dans les Généralités. J'ai eu à soigner un pauvre diable d'eunuque d'une cinquantaine d'années dont la tête était fort bien pourvue d'une chevelure drue quoique courte ; ces cheveux grandissent fort bien et sont tressés en ces élégantes coiffures dites *chorurouba*. J'ai pu voir à cette occasion que les eunuques d'enfance n'ont pas de poils au pubis, pas plus qu'aux aisselles d'ailleurs et au visage, ce que tout le monde sait *de visu*. Les eunuques n'ont de barbe et moustaches que s'ils ont été émasculés après la pousse. On ne fait point honte aux eunuques de leur état ; ils jouissent de la sympathie universelle, autant que les lépreux et les aliénés.

On sait que le vulgaire Européen, d'accord avec les savants abyssins, range la circoncision parmi les coutumes juives, restées dans le pays même après l'avènement du christianisme. Nous essayons de démontrer (*Origine israélite des Abyssins*, chap. X) que la circoncision n'est nullement une coutume *religieuse*, mais ethnique, voire *régionale*, propre au bassin du Nil et une partie du bassin du Congo. La question dépasse ma compétence et, quoiqu'il en soit, voici ce qui peut intéresser à notre point de vue médical.

On circoncit les garçons le 8° jour de la naissance, les filles le 40° ; malgré ce tendre âge, il arrive rarement des accidents hémorragiques ou infectieux. On coupe le prépuce sans précautions comme sans cérémonies, avec le premier instrument tranchant venu : couteau, rasoir propres ou rouillés ; on prend à peine le soin de mettre un bandage. Chez la fillette on excise la moitié antérieure du clitoris et son capuchon au moyen d'une sorte de dé tranchant dont on se coiffe l'index. On ne touche nullement aux petites lèvres comme le croit le vulgaire Européen. Le résultat est que celles-ci s'atrophient ou se développent peu chez l'adulte car il y a une corrélation entre l'organe abrasé et les lèvres. En effet, les Abyssines ont les petites lèvres minimes, à tel point qu'elles ont donné le change et fait accroire à leur ablation. Bruce a, le premier, proposé le terme d'*excision* pour désigner la circoncision féminine ; on peut l'admettre.

Les raisons de l'ablation du prépuce sautent aux yeux ; elles sont d'ordre hygiénique : le gland se maintient plus facilement propre du temgma préputial ; les contaminations vénériennes sont moins aisées, car il n'y a pas stagnation des germes, ni possibilité des petites déchirures du frène et du prépuce, portes ouvertes à l'infection ; on n'a pas à redouter les accidents du paraphymosis, ni les balanoposthites en cas de blennorrhagie aiguë, etc., etc. Quant aux motifs de la circoncision féminine, ils sont plus difficiles à trouver ; les peuples qui la pratiquent n'en savent vous donner aucun : ils la tiennent de leurs pères, voilà la réponse générale. Quelques-uns prétendent, sans preuves possibles, que cette coutume leur a été transmise par les Ismaélites. On peut dire, premièrement, que c'est par analogie avec le sexe masculin que le sexe est opéré ; deuxièmement, les peuples antiques ont dû remarquer la relation qui existe entre les lèvres et le clitoris et ont probablement voulu éviter l'hypectrophie dénommée *tablier des Hottentotes*. J'ai eu moi-même occasion d'observer une jeune mère abyssin chez qui l'exision avait été mal faite ou même omise : les petites lèvres ne méritaient guère leur

qualificatif et le clitoris était bien « une verge atophiée »
selon sa définition anatomo-embryogénique ; — troisième-
ment (le latin dans les mots brave l'honnêteté) : *duplicem
esse masturbationem Feminilem, clitoridis lipparumque
minorum sciunt ; vitium lesbium (tribadismus) est excisionis
gratiâ, rarissimum, quasi impossibile fidelitas taudem fâci-
lius observatur conjugalis, muliere habente clitoride abcisâ
minimam sensualitatem.* L'excision est pour beaucoup dans
la pureté des mœurs de ces peuples. Ce qui confirme la
dernière proposition, et prouve le but de ces peuples en
vue du mariage, c'est que chez ces Omos et les Ouanderobos du lac Rodolphe, tribus laissées intactes par toute
civilisation, l'excision a lieu précisément quelques jours
avant le mariage.

L'excision est pratiquée par la sage-femme ou une personne expérimentée, assez souvent un homme, un Galla
ou un Gouragué, presque jamais un Abyssin. Ajoutons que
la circoncision féminine est spéciale à l'Ethiopie et au bassin du Nil, des sources au Delta.

On dit trop facilement que la circoncision n'est pas
connue des Gallas ; sans compter l'usage des *follés*, on peut
croire que cette coutume est tombée en désuétude chez eux.
On ne peut cependant rien affirmer de certain. — Chez les
Gallas fétichistes (*Oromos*) la circoncision est une sorte de
récompense qu'on doit mériter par une action d'éclat ou
l'âge. Parmi les Gallas de l'Aouache, il y a ce qu'on appelle
la fête des *follés*, hommes qui se font circoncire à l'âge
adulte ; il y a des messieurs de 40, 60 et même 80 ans qui
se font faire sur le tard une opération négligée dans la
jeunesse. Ces « follés » se réunissent et parcourent la campagne pour quêter ; du produit, ils organisent une « fête
de la circoncision » juste une année avant la cérémonie.
Cette fête est, comme toujours, constituée de danses, festins, libations d'hydromel et de bière. La fête des « follés »
a lieu chaque 8 ans dans chaque région des Gallas. C'est
cette huitaine qui fait que si vous demandez à un vieillard
de cette tribu son âge, il vous dit : « J'ai 6, 7, 10.... *hui-
taines* » ; la huitaine d'année est comme leur « lustre ». Les

réjouissances durent une année entière pour chaque pays ;
pour Adis-Abéba et alentours, c'est 1909 qui était l'année
des « follés » ; 1910, c'est le tour des Gallas de l'Aouache,
c'est là que j'ai eu la chance de les voir à l'occasion d'une
chasse : une dizaine de jeunes gens parcourent la campagne
en dansant, quêtant et chantant sur un air qui ne manque
pas d'originalité ; l'un d'eux fait un solo auquel répondent
tous ses compagnons en chœur ; leurs figures et mains
noires sont griffonnées à la craie ; ils portent des plumes dans
les cheveux et des peaux d'animaux sauvages ou de mouton
sur les épaules ; brandissent de temps à autres leurs lances
dont ils sont inséparables. L'ironie se met de la partie :
l'un d'eux porte au bout d'un bâton des haillons qui sont
supposés ceux d'un vieux surpris en flagant délit avec une
jeune mariée, ou d'un vieux vivant maritalement avec une
veuve. La danse est faite de sauts en désordre où chacun
se tord sur la droite et frappe violemment le sol du pied
droit, puis soudain ils se rangent en cercle autour du chef
d'orchestre qui chante et danse seul, des cris sauvages de
Ho ! Ho! Follé ! Follé ! se font entendre au milieu de l'har-
monie. Voici la traduction de quelques-unes des strophes
modulées : « Sous prétexte de masser la *Kallou* (sorcière)
le vieux l'a embrassée ! » — « Voyez-vous cette femme,
comme elle me fixe ? Ce qu'elle m'aime !... » — « Allez
voir les habits du vieux *marcheur* : comme nous les avons
mis en pièces ! » — « Si je l'ai embrassée, c'est qu'elle l'a
bien voulu ! » — Enfin une femme est supposée dire :
« Ah, tu n'as pas honte, vieil âne ! Tu devrais au moins te
faire couper cette peau (le prépuce) avant de prétendre à
mon cœur ! »

Pour terminer ce paragraphe, un mot sur l'épilation.
Les femmes s'épilent en s'aidant, de cendre chaude ou
froide (la température n'a ici aucune importance), afin que
les doigts toujours suintant de beurre ne glissent, les
régions velues (Mont de Vénus, aisselles) très régulièrement
une fois par mois. Les hommes s'arrachent de même les
poils des aisselles et rasent le pubis avec des rasoirs primitifs, des tessons de bouteilles ou des lamelles d'une roche

obsidienne ; il le font moins régulièrement que les femme. La raison de cette pratique est la propreté ; sans cette coutume, la *pédiculose pubienne* serait indéracinable dans ce peuple. Enfin l'Abyssin aborrhe les rapports avec une femme qui aurait négligé cette toilette secrète comme celle que nous avons relatée plus haut. L'épilation est pratiquée même par les Gallas incirconcis. C'est, comme on sait, une coutume générale dans tout l'Orient, chez les Coptes, les Arabes, les Turcs... On sait que les prêtres de la Thébaïde se rasaient tout le corps une fois par semaine au moins.

Les fumigations sont utilisées par le sexe dans le but de se raffermir les parties : on allume une poignée de copeaux de bois de santal sur un brasier en terre de petite dimension ; pendant que la fumée s'en dégage au maximum, la femme, s'enveloppant tout le corps, sauf la tête, dans une pièce de drap, chamma ou chemise, s'offre aux émanations aromatiques. Les femmes du peuple utilisent les branches d'un grand arbre des basses terres dit *bouk-bouka*, le bois de santal, importé des Indes, étant trop cher. Les fumigations se font à des époques déterminées et après les couches. Celles qui peuvent se payer ce luxe, le font plusieurs fois par mois.

CHAPITRE X

Nous avons vu que l'Ethiopie n'a jamais eu un corps
médical indigène ayant fait des études ; force fut donc aux
Négus de recourir aux peuples d'Asie ou d'Europe pour
avoir des médecins dans les grandes nécessités. Ce qui se
passe aujourd'hui sous nos yeux, à l'occasion de la vieillesse de Ménélik II, a dû se passer de tous temps. Il est
probable que beaucoup de ses prédécesseurs sur le trône
d'Ankober, de Gondar, d'Axoume, de Saba et de Méroé
ont fait ce qu'il fait lui-même : appeler des médecins
instruits à leur lit d'agonie ; il est permis en même temps
de supposer que ces Négus n'ont pas dû en voir arriver en
aussi grand nombre que l'actuel Roi des Rois qui en a
plus qu'il n'en a voulu, grâce au gênant empressement
des Puissances...

Entre 2000 et 1000 ans avant J.-Ch. les Abyssins
avaient certainement recours aux prêtres médecins de la
Thébaïde. Au temps de Makedda, la *Regina Saba* de l'Ecri-
ture et de son fils Ménélik Ier (xe siècle avant notre ère)
les Lévites et les médecins juifs ont dû être les hippocrates
de la Cour. Vers ces époques éloignées, les médecins de
Tyr et de Sidon venaient également à Axoume pour les
Négus, car on sait que les Phéniciens avaient des comp-
toirs prospères sur le littoral de la mer Rouge, entre
autres Phénicon, sur la côte de Nubie.

L'Etat éthiopien de Méroé (dont les ruines se voient entre Khartoum et Berber sur la rive droite du Nil) a eu, au Xe siècle avant l'ère vulgaire, un médecin pour roi ; c'est Ro-Ko-Amen qui, de berger qu'il était, apprenant la vertu des simples, obtint une réputation universelle de sagesse, de vertu et de science. Comme quelqu'un lui demandait de qui il avait appris la vertu, il répondit : « Je l'ai apprise de ceux qui n'en ont pas en m'abstenant de faire ce que je remarquais de vicieux dans leurs actions. » Il croyait en un seul Dieu, et écrivit pour son fils ses fameuses *Fables et Sentences* ; Mahomet en parle comme d'un Sage, dans l'Al-Coran. (Morié, *Histoire d'Ethiopie*.) Voilà donc, dans le désert qu'arrose le Nil moyen, à 3.000 ans de nous, un homme qui réunit, en sa personne, tous les attributs d'un vrai disciple d'Esculape : vertu, sagesse, science. En récompense de ces qualités il s'éleva du grade de berger à celui de roi. Ce n'est donc pas d'aujourd'hui qu'on voit des médecins devenir les directeurs de la société. La dynastie ammonienne qui a fourni des Prêtres-Rois, des Prêtres-Médecins, a dû fournir aussi des Rois-Médecins qui réunissaient en eux la royauté politique avec la principauté des sciences.

Etant donné l'étonnante extension de la race grecque qui, en ces temps reculés autant qu'aujourd'hui, éparpillait ses enfants, hardis colonisateurs et propagateurs de civilisation, sur toutes les plages de la Méditerranée depuis les colonnes d'Hercule jusqu'à la Colchide (Géorgie), la cour d'Ethiopie a dû voir, plus d'une fois, des descendants d'Hippocrate et de Galien, au chevet des Négus. Il faut cependant faire un saut de 1.400 ans pour rencontrer un autre médecin dont le nom nous soit parvenu. En 356, l'Empereur Constance envoie aux Abyssins, qui venaient de se convertir au christianisme, un évêque nommé Théophile qui était à la fois médecin et théologien, pour les détourner de la foi primitive et leur faire embrasser l'hérésie d'Arius. Mais les Abyssins tenaient trop à saint Frumence et à saint Athanase pour se laisser pervertir par l'envoyé, et la mission de Théophile, même doublée du caractère médical, eut le plus complet insuccès. Ce second exemple nous montre que ce n'est pas d'aujourd'hui que date la politique qui consiste à prendre les Négus par les médecins qui, tout en soignant le corps, gagnent l'estime et l'affection du client à la mère-patrie ; politique suivie depuis un demi-siècle, avec plus ou moins de succès, par les diverses puissances (Angleterre, Italie, Russie, France, Allemagne.....)

Sous le roi Aïzour (VIIe siècle de notre ère), un médecin fut associé au trône ; voici dans quelles circonstances : Le fils de ce monarque fut atteint d'une maladie d'yeux ; on convoqua tous les savants du pays ; on offrit des holocaustes à Dieu ; tout fut en vain. Aïzour promit alors de partager son trône et ses richesses avec celui qui guérirait son fils bien-aimé. Un personnage se présenta, du nom de Desseta, qui réussit à guérir ou à améliorer le malade. Le Négus, dépassant même sa parole, lui donna sa fille en mariage et partagea le gouvernement avec lui. Il est vrai que le mal rechuta, mais le fortuné médecin était déjà mort.

*
* *

Avec les Portugais nous voyons apparaître, et jouer un grand rôle, un médecin du nom de Jean Bermudez qui faisait partie de l'ambassade que le roi Jean-Emmanuel envoyait au jeune roi David V, et sa mère, la régente Eléné, au début du XVIe siècle. Ce médecin fut retenu comme otage d'après une loi antique qui interdisait la sortie à tout étranger tombé dans le pays (il était défendu d'entrer en Ethiopie, ou d'en sortir une fois entré), loi que les Négus abrogeaient ou appliquaient à leur gré et qui est définitivement, semble-t-il, abrogée depuis l'avènement de Ménélik II. Ce malheur ne porta pas tort à Bermudez ; comme Pedro de Corvilham, le premier Portugais qui aborda en Ethiopie (1492), il devint un personnage à la Cour, captivant la confiance du roi et l'amitié de la régente. Quand le valeureux David V, qui avait fait prier le ciel de lui envoyer des ennemis dignes de lui, se vit accablé par le nombre des armées et l'artillerie de Mohammed Gragne il tourna les yeux vers le Portugal dont il avait dédaigné le secours et mécontenté la Cour par la violation des ambassadeurs ; ce fut précisément Jean Bermudez qui fut chargé de négocier une alliance et envoyé en Europe avec les pouvoirs d'ambassadeur et le titre, bien inattendu, de « Patriarche d'Abyssinie ». Le nombre des catholiques augmentant dans le pays, car les Négus mariaient les arrivants Portugais à des Abyssines et les forçant à rester dans le pays, le pape conféra tout de bon au docteur Bermudez le titre de Patriarche, après l'avoir fait ordonner prêtre et sacrer évêque (1540). Revenu en Ethiopie, Bermudez fut fait « Abonna d'Axoume » par l'Abonna Marcos lui-même.

Quand les Portugais, par des prodiges de valeur inouïs triomphèrent de l'envahisseur jusque-là invaincu, l'Empereur lui-même en prit peur, et craignant pour sa propre couronne, il les disgrâcia.

Bermudez fut exilé, avec le titre de gouverneur du Caffa; il put s'échapper à Massouah, et revenir en Portugal où il mourut en 1575, à l'âge de 78 ans. On a de lui une *Relation du royaume d'Ethiopie*. L'Histoire de l'Ethiopie n'est pas la seule à nous fournir des exemples de médecins arrivés à devenir des princes de l'Eglise. Pietro Ispano, médecin de Grégoire X, reçut le chapeau de cardinal, et en 1276 fut lui-même élu pape sous le nom de Jean XXI.

Les Ethiopiens ont toujours eu les médecins en grande estime, malgré les terribles persécutions contre les missionnaires et les Portugais, aux XVIe et XVIIe siècles, le roi Jean III fit venir pour son fils un capucin, du Caire qu'on lui avait dit être bon médecin ; trois autres Franciscains essayèrent de s'introduire dans le pays à la place de celui que le Négus avait demandé ; ils furent d'abord fort bien reçus, puis mis à mort dès qu'on sut qu'aucun d'eux n'était le prêtre-médecin désiré (1675).

*
* *

L'Abyssinie était fermée aux Européens, après l'expulsion des Portugais, depuis trois quarts de siècle, quand elle leur fut réouverte par un médecin français du nom de Poncet, qui reste une figure remarquable malgré tout ce que dit de lui le vicomte de Gaix de S. Aymour dans son *Histoire des relations de la France avec l'Abyssinie chrétienne*. En 1698, l'Empereur Yassou Ier est atteint d'une sorte de lèpre, disent les chroniques, mais qui devait être simplement une syphilide cutanée, car d'une part la syphilis commençait à faire ses ravages dans le pays, et, d'autre part, ce mal a guéri comme nous le dirons ; or, la lèpre était aussi incurable en ces temps qu'elle l'est encore aujourd'hui. J'ai compulsé l'histoire de Yassou Ier, je n'ai rien pu découvrir qui fasse même une allusion lointaine à sa maladie ; on sait que les chroniques éthiopiennes sont de sèches citations d'exploits militaires ou de dissensions religieuses, remplies de réflexions et de citations bibliques. Mais on lit dans les *Mémoires de Maillet*, 1698, la phrase suivante : « Tirant Hadji-Ali à l'écart, il (le Négus) lui découvrit un de ses bras et une cuisse, tous deux travaillés d'une manière de lèpre, lui défendit d'en parler à personne et le chargea de ne rien oublier pour lui amener du Caire un médecin Franc, celui dont il avait accoutumé de se servir l'ayant traité inutilement de ce mal. » de Maillet était consul de France au Caire. Ce Hadji-Ali était un marchand turc. — Un autre auteur, Bruce, s'exprime en ces termes : « Yassou et son fils aîné étaient atteints d'une *espèce de scorbut qui menaçait de dégénérer en lèpre.* » En laissant de côté l'erreur qui consiste à faire dégénérer un scorbut en lèpre, l'une étant une dyscrasie du sang, et l'autre une maladie spécifique microbienne, nous remarquerons que la maladie du Négus ne pouvait être le scorqut qui se déclare dans les villes assiégées, les prisons, les expéditions où l'on est privé d'aliments et de légumes crus. Le règne de ce Négus nous montre qu'il n'a rien eu de pareil, et d'ailleurs son armée en aurait bien plus souffert que lui et son fils. Le fait enfin que le fils avait la même maladie que le père milite encore pour la nature syphylitique du mal en question. C'était selon toutes les probabilités un ulcère syphilitique (forme commune du mal vénérien en ce pays comme nous le disons ailleurs.)

Donc, de Maillet dépêcha en Ethiopie le Dr Poncet, un Franc-Comtois quelque peu aventurier, établi au Caire comme médecin et apothicaire, et devenu même, grâce à son habileté, le médecin du Pacha. Il fut d'autant plus agréé par l'envoyé du Négus qu'il venait de le guérir d'une maladie identique à celle de son maître. Le docteur arriva en Ethiopie avec une nombreuse suite et excita l'admiration générale par son faste. Le Négus le fit loger dans son palais même. Poncet guérit l'Empereur et son fils en peu de temps et sa réputation ne fit que grandir. Il devint son favori et l'accompagna dans tous ses voyages et expéditions. Il en profita pour décider Yassou à envoyer une ambassade à Louis XIV, « le sultan des médecins ». Il fut lui-même l'ambassadeur et se vit adjoindre un Turco-Arménien nommé Mourad dont le rôle fut louche aussi bien que l'origine et les antécédents. Il portait avec lui des présents (un éléphant, cinq cornes de musc de civette, de l'or, de l'ivoire.....) et amenait douze Ethiopiens et autant d'Ethiopiennes pour être élevés à Paris ; il fut lui-même gratifié d'une robe (kâmis), et d'un bracelet d'or. — Le consul au Caire, jaloux de lui, le calomnia auprès du roi et le docteur put à peine persuader le monde qu'il avait été en Ethiopie ! Découragé, il quitta la France pour retourner en Orient, et passa en Perse où il mourut de chagrin. Il laissa une relation de son voyage dont Bruce dit : « On l'a déjà critiquée d'une manière si dure et si injuste qu'on a fini par la faire tomber dans le mépris et dans l'oubli » ; il traite ses détracteurs de « fanatiques non moins que vains » : « Si ces critiques ont acquis quelque confiance, c'est grâce aux mérites de l'ouvrage qu'elles attaquaient », etc. Voilà un Anglais qui fait l'éloge de Poncet, tandis que ses compatriotes se montrent ses détracteurs !

Ainsi donc, le Dr Poncet reste une belle figure française, victime des méchancetés et des calomnies qui ne font jamais défaut aux hommes qui ont quelque valeur personnelle et de la droiture : il fut tant décrié parce qu'il n'était pas dans « les papiers » !... L'histoire n'est qu'une répétition : les résidents européens d'Adis-Abéba connaissent le cas d'un autre médecin français, « calqué », pour ainsi dire, sur celui de Poncet.

*
* *

Dans les *Annales de l'Ethiopie* je relève le récit suivant : Sous le règne du Négus Fassiladas (XVIIe siècle) vint un « médecin catholique » comme le désignent les chroniques. Passe un cortège mortuaire ; le médecin le fait venir et se fait descendre le mort ; il constate que c'est une femme enceinte en syncope, grâce à ce fait que « l'enfant a mis sa main sur l'organe de la respiration » ; il touche du fer rouge le point maternel où se sentait cette main que l'enfant retire et immédiatement la femme revient à elle. On rapporte le fait au terrible Fassiladas comme une résurrection miraculeuse ; le Négus édicte : «Depuis le Christ, il n'y a plus de résurrection ; cet homme ne peut être qu'un Antéchrist, faites-le mourir ! » et le pauvre médecin eut la tête tranchée pour avoir si bien réussi dans sa profession. Ce devait sûrement être un des missionnaires portugais que ce Négus de bestail à mort faisait pendre et lapider, à l'inverse de son illustre père, le grand empereur Sousnios qui s'était fait catholique sur les conseils du R. P. Paëz.

Bien des missionnaires catholiques ou protestants et des voyageurs ne purent pénétrer en Ethiopie qu'en se faisant passer pour médecins. Le P. Bénédetto put vivre plusieurs mois à Gondar sous ce déguisement. C'est également sous ce manteau que le célèbre voyageur écossais, James-Robert-Bruce, parcourut le Nord-Ethiopien pendant trois ans. Il fut comme tel très favorablement accueilli par le vieux et terrible Ras Mikaïl, tyran d'une série de Négus fainéants ; on lit dans son introduction au *Voyage aux sources du Nil* (1769) : « Je devins adroit à soigner, car je trouvais qu'il ne fallait pour cela que de l'attention et de la confiance ; je m'exerçai aussi à faire plusieurs sortes de ligatures et à dresser des blessures et autres plaies ; les leçons multiples que je reçus ensuite à Alep de mon ami, M. le Dr Russel, achevèrent de me rendre assez habile dans la médecine et la chirurgie. » La panacée de Bruce était le quinquina ; il soignait surtout la variole et la dysenterie. Il avait aussi souvent recours aux pilules de savon grâce auxquelles il guérit des calculs urinaires un chef de la Haute-Égypte. Il essaya sur lui-même une plante réputée antidysentérique, et charmé de s'être guéri lui-même il l'appela *Brucea anti-dysenterica*. Il crut également avoir découvert le kousso, comme il le crut pour les fameuses sources du Nil Bleu parfaitement décrites par les Portugais Païz et Mendez cent cinquante ans avant lui. Il ne changea pas le nom du Nil, mais au kousso il donna le nom de *Banksia* en l'honneur de sir Banks, son protecteur. A force d'habileté et de galanterie auprès du beau sexe, ce dont il ne se dissimule nullement dans ses écrits, il devint gouverneur de la province où le Nil prend précisément ses sources. Il crut avoir comblé les désirs des siècles qui en étaient arrivés à comparer cette recherche à une entreprise irréalisable : *Caput Nili quœrere*..... Aussi met-il fièrement au frontispice de son ouvrage, d'ailleurs en tous points remarquable, une médaille où un éphèbe dévoile la tête d'un vieillard étendu auprès d'une amphore d'où s'écoule l'eau fertilisante du divin Nil, avec cette exclamation : *Nec contigit ulli hoc vidisse caput!*

Le Négus Taklé-Haïmanot favorisait toutes ses entreprises et la belle princesse Esther était sa protectrice. Ce bon voyageur voyait à sa profession improvisée d'autres avantages que la découverte des sources du Nil, ce qui transpire dans cette phrase : « La foule se dissipa et il ne resta auprès de la princesse Esther que les femmes et moi. Elle commença à me faire l'énumération des maladies dont elle se croyait attaquée, et qui devaient, disait-elle, la conduire au tombeau avant la fin de la campagne. Mais il était bien aisé de voir que ces maladies n'étaient que fort peu de chose, quoiqu'il n'eût pas été prudent de le lui dire ; elle aimait, au contraire, qu'on la crût malade, qu'on la soignât, qu'on la flattât ; mais elle était alors si bonne, si douce, elle avait une conversation si agréable et des manières si polies que son médecin était tenté de désirer qu'elle eût toujours un peu besoin de lui ! » Vraiment si le chevalier de Bruce n'était pas médecin, il en savait en tous cas exploiter le titre !

La profession de médecin a servi de manteau et d'égide à la plupart des entreprises tentées dans le pays en faveur de la civilisation. Rochet (d'Héricourt), envoyé du roi des Français Louis-Philippe, exerça aussi la médecine, et rapporte dans ses récits qu'il soigna et guérit la reine, la grand'mère de Ménélik II (1840). Dans l'intention de se procurer un fœtus d'hippopotame pour le muséum, et pour se faire favoriser à la chasse de cet animal, il eut l'habileté de persuader au roi que le meilleur et le seul remède contre les rhumatismes dont il souffrait était la graisse d'hippopotame femelle et pleine. Mal lui en prit de cette innocente supercherie : il fut obligé d'aller plus souvent qu'il n'aurait désiré à la chasse du pachyderme sans rapporter ni fœtus ni remède. La veille même de prendre son congé définitif de la cour choanne, il dut tenter, à contre cœur, une dernière partie de chasse où il perdit quatre hommes et logea dix balles dans la tête d'un hippopotame... mâle. Tout fut perdu, fort l'honneur professionnel (*Deuxième voyage en Abyssinie*, 1845).

En même temps que Rochet, voyageait, au Choa, le Dr Ant. Petit, voyageur-naturaliste du muséum, qui eut l'occasion de soigner une sœur de Sehla-Sellassé, aïeule de Ménélik, à Tegoulet, qui avait été, avant Eutoto, et après Ankober, la capitale du Choa.

Tous les voyageurs en Ethiopie font ce métier de « dupes ». Borelli, auteur d'un très estimable ouvrage (*l'Ethiopie méridionale*, 1885), rencontra au Djimma, province galla qui jouit encore d'une demi-indépendance sous le gouvernement d'Abba-Djiffar, vassal du Négus, une femme de chef affligée d'un nez double ; on le supplia de s'en occuper « Je me résignai, écrit-il, et, médecin malgré moi, je tâche d'être inoffensif. Je prends un air grave et je donne à ma cliente un petit morceau de savon : « Frictionnez, lui dis-je, frictionnez chaque jour votre nez, avec ce médicament trempé dans l'eau : s'il est usé avant que vous ayez obtenu le résultat désiré, c'est que tout espoir de guérison est perdu ! » Pour prix de cette belle consultation et ce savant traitement, il reçut un bœuf magnifique qui fut fort prisé de sa caravane exténuée.

Je ne connais pas de marchands de drap, de commerçants de peaux ou de plumes d'autruches, de chercheurs d'or ou autres troqueurs, qui ne s'improvisent Hippocrate dès qu'ils ont dépassé la circonscription d'Adis-Abéba ou de Harar. Les missionnaires prennent sérieusement pour un de leurs plus sacrés attributs de soigner les misères corporelles tout en cherchant à gagner quelques prosélytes à leur foi ; ils nous sont de précieux auxiliaires.

Le médecin du Négus Théodoras II fut un Anglais, ce qui n'empêcha pas le terrible homme de « coffrer » en un coup de râfle formidable tout ce qu'il y avait non seulement d'Anglais, consul en tête, mais de Suédois, Allemands et autres, pour s'enfermer avec eux dans la forteresse de Magdala où sir Robert Napier vint les délivrer. Il se fit sauter la cervelle pour ne pas devenir, à son tour, prisonnier de ses prisonniers (1868).

Le médecin du roi Jean VI (Attie Johannès) fut un Grec envoyé en mission par le roi Georges, le Dr Parissis, qui vit encore au Caire où il s'est retiré après que son client fut tombé victime de sa bravoure et de sa foi dans un engagement contre les Mahdistes (Métemmah, 1889). Il est l'auteur d'une relation de son séjour en Ethiopie (1885-1886) sous le titre d'*Œthiopica*. — Signalons en passant le Dr Goffin, un Belge, qui fit partie de la Mission Duchesne-Fournet (1901-1903), et qui eut occasion de soigner, au Godjame, la mère de l'Impératrice, la dame Oubdar.

Ménélik II eut d'abord des médecins italiens, sinon à son

service personnel, du moins pour son peuple (D\ Ragazzi, Traverti).... Quand survinrent les démêlés diplomatiques qui aboutirent à la guerre, la Russie mit généreusement à la disposition de l'Abyssinie un corps médical complet avec pharmacie, pharmaciens et infirmiers instruits, qui servit l'Ethiopie avec un dévouement sans pareil de 1896 à 1906, laissant derrière soi une mémoire regrettée et une réputation de médecins savants et intègres, de chirurgiens habiles. Ceux qui les ont remplacés n'effaceront jamais le souvenir du D\ Wladikine qui survivra à plusieurs générations.....

En 1907, l'Impératrice Taïtou a fait venir d'Egypte, pour être son dentiste particulier, M. le D\ Karakatsanis, diplômé de l'Ecole dentaire d'Athènes. — Actuellement les médecins sont nombreux à Adis-Abéba, médecins de Légation ou médecins à titre privé, plus nombreux que les malades comme on dit plaisamment ; c'est surtout ici que la pléthore n'est pas un vain mot : 10 ou 12 médecins pour 1.000 blancs y compris les Asiatiques (Indiens, Arabes, Arméniens). Ceux qui se distinguent entre tous sont mes confrères et amis le D\ d'Antoine de Taillas et le D\ Lincoln de Castro, médecin de la Légation d'Italie, auteur de plusieurs travaux estimés d'anthropologie, d'ethnologie et d'obstétrique, ainsi que le D\ Martens Workné, un Abyssin qui a fait ses études en Angleterre.

Le Négus Ménélik II, toujours accessible aux idées de progrès et de la civilisation occidentale vers laquelle il a eu constamment à cœur d'orienter son peuple depuis les 54 ans qu'il est roi du Choa, héritage paternel, et surtout depuis les 21 ans qu'il a hérité de cet Empire qui lui revenait comme descendant de ce Ménélik I\ issu des amours de Salomon et de la Reine de Saba, Ménélik II vient de fonder à Adis-Abéba un hôpital sur l'emplacement de celui des Russes. L'*hôpital Ménélik II*, qui a été inauguré en mai 1910, manque de malades pour la simple raison qu'il manque de médecin, de chirurgien et de pharmacien : *il n'a que des infirmiers*. Si encore c'étaient des infirmiers instruits et honnêtes. Le temps n'est probablement pas éloigné où le pays se débarrassera de ces parasites, et la France aura le bon esprit de ne pas défendre des hommes qui n'ont pour but que de la déshonorer et de s'emplir les poches d'un argent mal acquis...

Pour les armées qui vont lutter dans le centre contre les révoltés, aujourd'hui même, le Gouvernement éthiopien ne trouve point de médecins et de chirurgiens à y envoyer. Il préfère confier les soins des blessés aux infirmiers dressés par les Russes..... A la France d'envoyer médecins, chirurgiens et pharmaciens comme en sait produire la patrie de Trousseau, de Velpeau et de Pelletier! — D'aucuns me trouveront sévère pour de soi-disant confrères et compatriotes ; je m'en défends et déclare adorer les saines et vigoureuses colères ; je suis, d'ailleurs, de l'avis de mon vénéré et vaillant Maître le Dr Huchard, le modèle du médecin français : « Dans la vie on ne doit rien laisser passer : *on doit toujours se défendre !* »

* *

Il y a quelque quatre ans, sous le manteau de la Faculté, un nègre de la Guadeloupe, originaire de la Côte des Esclaves, montait du Bas-Niger au Haut-Nil ; sous prétexte de guérir les gens, il s'introduisit dans la politique et joua un rôle qui parut reluire comme sa peau au soleil de la réclame ; mais on vit vite quel loup était entré dans la bergerie dévastée sous un déguisement de berger. Il y a deux ans, un Indo-Chinois arriva aussi à la cour de Ménélik, porté sur le pavois officiel, sous prétexte d'opérateur ; plus imposé qu'imposant, quelque empanaché et galonné, voire décoré (1) qu'il fût, quelque parfait « laquais à cheval », un de ces *types* dont le vieux poète Régnier dit que leur supériorité « ne gist que dans l'ornement », il est aussi vite démasqué aux coups de couteau de boucher qu'il donnait au petit bonheur. Ménélik les avait tous les deux en grande horreur ; aussi fit-il venir, en août 1908, un Géorgien naturalisé Français, jeune médecin qui avait eu occasion de soigner, à Constantinople, la mission éthiopienne dirigée par le très distingué général Machacha Worké, envoyé extraordinaire du Négus auprès des Cours européennes. Il avait soigné et Dieu avait guéri, selon la touchante expression d'Ambroise Paré. Sans autre recommandation que la sienne propre, frais émoulu des cliniques de Paris, tout ferru de principes déontologiques inflexibles, celui que les Abyssins désignent si fort à propos sous le nom de *tinniche Hakime*, « le petit médecin », était une petite fourmi qui ne marchait sur les pieds de personne, mais qui ne souffre pas qu'on lui marche sur la patte ; aussi quand il mord, ses mandibules ne desserrent qu'à arrachement du tronc de la tête !.... Mérab n'est pas le Prophète Jonas : avec lui la tempête commence quand on le jette à l'eau !......

Entre temps la *mano negra* (il n'y a pas que les grandes capitales de l'Europe et de l'Amérique à en avoir, et le corps médical d'Adis-Abéba eut la sienne qui le décima pendant deux ans !) qui devient à l'occasion « la langue noire », accusait un excellent confrère, que son âge et ses services auraient dû faire respecter, le Dr Moussaly-Bey, de vouloir électrocuter l'Empereur. Il n'est pas nécessaire d'être Abyssin pour ne rien comprendre à cet agent mystérieux qu'est l'Électricité : « Ce sont ses effluves électriques qui sont cause de l'indisposition du Négus » (qui n'avait en réalité qu'un refroidissement intercurrent et passager), « et le médecin traitant veut tuer Sa Majesté », tandis qu'en réalité il l'aurait guérie ! La peau du nègre se déteignait, quelque bon teint qu'elle fût, sur tous ceux qui l'approchaient, et la calomnie prenait parmi ces gens candides : Moussaly-Bey est sacrifié.

Sur ces entrefaites, arrive le « Tinniche-Hakime ». Chevalier de la confraternité médicale, il n'avait jamais voulu empiéter sur les droits de personne ; quand des personnages de la Cour lui demandaient « si Sa Majesté l'avait mandé pour être sous les ordres de *l'autre* » ; et quand, refusant de soigner Sa Majesté sans *l'autre*, on lui demandait : « Est-ce que vous *lui* avez prêté *serment de fidélité* ? » il répondait avec calme et dignité : « Non !

mais je lui ai donné ma parole, cela suffit ! » Cependant, le nègre, qui avait l'âme autrement foncée que la peau, revenait d'Europe, et incapable par hérédité d'apprécier la noblesse des paroles ci-dessus, faisait de sa « main », le bas geste : « Badjironde, Dr M... dehors ! » et Dr M.... était exécuté le lendemain de l'arrivée de Peau-Noire (10 juin 1909).

Voyant qu'il ne lui était pas permis d'avoir un médecin de son choix, moins que le dernier de ses sujets, puisque le « Tinniche Hakime » refusait de « marcher », l'Illustre malade s'avisa d'en faire venir un qui, appuyé par le *ratio* d'un genre tonnant, n'aurait pas eu les mêmes scrupules ; le Dr Steinkühler traversait l'Aouache et d'un signe de main, montrait à l'Indo-Chinois un chemin court que celui-ci eut le bon esprit de prendre sans mot dire.

Mais la *mano negra* n'est pas un vain mot : un remède contre-indiqué par le grand âge du malade (jamais personne n'a parlé de cyanure de potassium !) qu'elle avait habilement glissé grâce à des connivences qu'il ne m'appartient pas d'approfondir, ayant surtout horreur de la politique, dégoûta le médecin traitant de ses visites biquotidiennes et le fit démissionner de lui-même.

Merveilleux ! seulement les plus savantes intrigues ne sont pas à même de donner le diagnostic le plus certain, et l'homme malade se confie à un médecin abyssin, décidé à faire venir un Hippocrate chinois ou patagon, plutôt que de remettre sa peau délicate en des mains si indélicates habituées à « luxer » clients et confrères !.....

Termites de l'influence française en Ethiopie, aspirant à la gloire d'Erostrate, leurs noms..... je me garderai bien d'imiter la bêtise de cet historien qui nous transmit celui du fou destructeur du Temple de Diane, symbole de la République ; je me contente de les qualifier : plus politiciens et intrigants que diplomates, plus diplomates que médecins et patriotes, égoïstes par-dessus tout.

Messieurs, France d'abord *et son Honneur* !

CONCLUSIONS

—

Si, au terme de cette esquisse sur la médecine abyssine, nous jetons un coup d'œil d'ensemble en arrière, nous constatons que ce peuple original a une science médicale à sa hauteur, tout adéquate et largement suffisante à ses besoins, jointe surtout à son naturel fait d'indolence et de patience, de cette patience qui est, avec le temps, un remède à tout. Il en est exactement comme de ses institutions civiles, politiques et religieuses, dont l'étude nous a conduit à la même conclusion.

Cet heureux peuple, perché sur son plateau inaccessible, dans la pure atmosphère de ses 3.000 mètres d'altitude, a vu d'un œil impassible et plein de dédain l'évolution de nations antiques et modernes auxquelles il n'a jamais rien envié que leurs armements dans le seul but de se défendre, retranché dans sa forteresse naturellement inexpugnable, isolée du reste du monde par une ceinture de déserts infranchissables jusqu'à ces dernière années, et de sauvegarder son indépendance menacée par les tribus arabes que poussait le souffle du Mahométisme jadis, du Mahdisme hier encore, tribus qui font du pays éthiopien une « île chrétienne au milieu de la mer musulmane ». L'Ethiopien n'a d'autre envie que de vieillir de 4.000 ans son existence déjà quarante fois séculaire, et *telle quelle !* elle abhorre, elle méprise notre civilisation guindée, vieillotte dans sa jeunesse ; rit de ses promesses fallacieuses et de ses fausses couleurs, elle, le peuple du vrai, du simple, du beau et du bon naturel !...

Au point de vue de la médecine en particulier, il a toujours dédaigné nos savantes méthodes qui semblent prolonger la vie individuelle aux dépens de la vitalité et des réserves de la race. En réalité l'Abyssin ne connaît qu'une maladie et qu'un remède : le *kousso*. La syphilis paraît avoir perdu pour lui ses venins les plus subtils, ceux qui atteignent l'homme dans le plus intime de son être, le système nerveux central ; — la blennorragie lui épargne ses plus terribles complications ; — la tuberculose et le cancer, fléaux de nos latitudes, semblent le respecter ; — sa vie selon la nature lui épargne ces intoxications physiques et morales, origine de ce cortège de maux qui faisaient dire avec raison au philosophe romain : *Non accepimus vitam brevem, sed fecimus* ; il ignore par-dessus tout l'exténuant travail de l'atelier et du sous-terre ; les énervantes, parce que anémiantes, occupations du bureau, du cabinet à air confiné, et des carrières dites libérales, ainsi que le machinisme et ses accidents, ce machinisme qui est à la base du mécontentement général parce qu'il amoindrit l'homme en limitant l'activité de l'ouvrier à des spécialités trop restreintes...

Il ignore, en un mot, la néfaste trinité de la tuberculose, du cancer et de l'alcoolisme, et celle non moins funeste de l'arthritisme, du nervosisme et des traumatismes industriels. L'Abyssin ne sait que mourir au terme naturel de sa vie, que partir pour l'Éternité, comme il en est venu, sans le secours d'un art trop empressé, après avoir essuyé à peine le dixième des misères humaines parmi lesquelles il place au rang du kousso, son *mitche* (influenza) dont il s'inquiète encore bien outre-mesure ! De son hygiène physique résulte la rareté des psychoses et de la criminalité ; point d'aliénés chez les Éthiopiens ; presque pas d'assassinats, de vols ou de viols, encore moins de suicides. Les rues d'Adis-Abéba sont plus sûres à minuit que celles de n'importe quelle capitale d'Europe en plein jour !...

On ne peut s'empêcher, en voyant les Abyssins si heureux, de s'écrier avec le poète des Géorgiques, et un tantinet d'envie :

Beati nimium sua si norint....

FIN.

TABLE DES MATIÈRES

CHAPITRE VII

PAGES

CHAPITRE VIII

CHAPITRE IX

CHAPITRE X

Tours. — Imp. Tourangelle, 20-22, rue de la Préfecture.

VIGOT FRÈRES, Éditeurs, 23, Place de l'École de Médecine, PARIS

TRAITÉ

DE

THÉRAPEUTIQUE PRATIQUE

PUBLIÉ SOUS LA DIRECTION DE

ALBERT ROBIN

Professeur de Clinique thérapeutique à la Faculté de Médecine de Paris
Membre de l'Académie de Médecine
Médecin de l'Hôpital Beaujon

AVEC LA COLLABORATION DE 146 PROFESSEURS, AGRÉGÉS,
MÉDECINS DES HOPITAUX

SECRÉTAIRE DE LA RÉDACTION

P. ÉMILE WEIL

Médecin des Hôpitaux

DIVISION DE L'OUVRAGE :

I. Appareil respiratoire et circulaire, Maladies du sang et des organes hématopoïétiques.

II. Appareil digestif, Foie, Pancréas, Reins, Capsules surrénales.

III. Diathèses, Intoxications, Maladies infectieuses.

IV. Maladies du système nerveux, Névroses, Maladies mentales.

V. Maladies du nez, du larynx, des oreilles, des yeux, des dents, de l'appareil génital de la femme, organes génito-urinaires de l'homme. Maladies de la peau. Maladies vénériennes.

Prix de l'Ouvrage complet
Cinq forts volumes in-8° raisin

Broché . . . . 90 fr.
Relié . . . . 100 fr.

Chaque volume séparément. — Broché : 18 fr. — Relié : 20 fr.

MANUELS DE MÉDECINE PRATIQUE

1. LEMOINE (G.), Professeur à la Faculté de Médecine et de Pharmacie de Lille. — **Traité de pathologie interne.** — 2 vol. in-8° écu, cartonnés, avec 247 figures............ **16 fr.**

2. GÉRARD (E.), Professeur de Pharmacie et de Pharmacologie à la Faculté de Médecine de Lille. — **Traité des urines.** — 2ᵉ édition. In-8° écu, cartonné, avec 40 figures et une planche en couleurs... .... **8 fr.**

3. BAROZZI (J.), ancien interne lauréat des Hôpitaux de Paris. — **Manuel de gynécologie pratique.** — In-8° écu, cartonné, avec 154 figures................ **10 fr.**

4. GAREL (J.), médecin des Hôpitaux de Lyon. — **Diagnostic et Traitement des maladies du nez.** — 3ᵉ édition. In-8° écu, cartonné, avec 145 figures et 4 planches hors texte..................... **7 fr.**

5. LARAT (J.), chef du service d'électrothérapie de la clinique des maladies infantiles (Hôpital des Enfants Malades). — **Traité pratique d'électricité médicale.** — 3ᵉ édition. In-8° écu, cartonné, avec 194 figures................ **10 fr.**

6. LEMOINE (G.), Professeur à la Faculté de Médecine et de Pharmacie de Lille. — **Les interventions médicales d'urgence.** — In-8° écu, cartonné................ **6 fr.**

7. AGASSE-LAFONT (F.), ancien chef de clinique à la Faculté de Médecine de Paris. — **Les applications pratiques du laboratoire à la clinique.** *Principes, Techniques, Interprétations des résultats.* — In-8° écu, cartonné, avec 254 figures dont 109 en couleurs, et 4 planches en lithographie..... **10 fr.**

8. ONFRAY (R.), ancien assistant d'ophtalmologie des Hôpitaux de Paris, et TESSIER (G). **L'œil et le praticien.** *Consultations ophtalmologiques et oculistique d'urgence à l'usage des médecins non spécialistes.* — In-8° écu, cartonné, avec 80 figures dans le texte et 12 planches hors texte en noir et en couleurs................ **6 fr.**

9. RUDAUX (P.), accoucheur des Hôpitaux de Paris. **Clinique et Thérapeutique Obstéricales du praticien.** — In-8° écu, cartonné................ **8 fr.**